Einführung

Laut § 7 Apothekenbetriebsordnung (ApBetrO) ist vor der Anfertigung eines Rezepturarzneimittels eine Plausibilitätsprüfung durchzuführen, die neben Dosierung und Applikationsart insbesondere auch Art, Menge und Kompatibilität der Ausgangsstoffe untereinander sowie deren gleichbleibende Qualität im fertigen Rezepturarzneimittel umfasst.

Immer wieder erweisen sich dabei ärztliche Verordnungen als galenisch nicht plausibel, z. B. weil ein kationischer Wirkstoff mit einem anionischen Gelbildner kombiniert werden soll oder weil der rezeptierbare pH-Bereich eines Wirkstoffs nicht mit dem der verordneten Grundlage übereinstimmt. Das Auftreten von derlei Problemen bedeutet allerdings nicht zwangsläufig, dass das betreffende Rezepturarzneimittel nicht angefertigt werden kann. Vielmehr ist die pharmazeutische Expertise des Apothekers gefragt. Denn laut § 7 ApBetrO ist es ihm gestattet Hilfsstoffe auszutauschen, sofern sie keine eigene arzneiliche Wirkung haben und die arzneiliche Wirkung nicht nachteilig beeinflussen. In vielen Fällen ist es dem Apotheker daher möglich, eine Rezeptur durch die Auswahl eines anderen Gelbildners, den Zusatz eines Puffers oder andere galenische Maßnahmen zu „retten", ohne hierfür mit dem Arzt Rücksprache halten zu müssen.

Dieses aporello enthält die galenischen Profile von wichtigen, häufig in der Rezeptur verwendeten Hilfsstoffen, mit denen sich viele galenische Probleme lösen lassen. Dank der Gruppierung nach Hilfsstoffklassen finden Sie schnell den passenden Hilfsstoff oder geeignete Alternativen. So wird manche Rezeptur im Handumdrehen doch noch plausibel und kann angefertigt werden. Lässt sich eine Implausibilität nicht durch rein galenische Maßnahmen beheben, so ist eine Rücksprache mit dem Arzt erforderlich, um das Problem in beiderseitigem Einvernehmen zu lösen. Ist dies nicht möglich, kann das Rezepturarzneimittel nicht hergestellt werden.

Übersicht nach Hilfsstoffklassen

Hilfsstoffe alphabetisch

Fortsetzung umseitig →

Hilfsstoff(-gemisch)

Hilfsstoffklasse

photoinstabil	oxidationsempfindlich	hygroskopisch
hydrolyseempfindlich	grenzflächenaktiv	konservierend

Synonyme	Liste der wichtigsten Synonyme, unter besonderer Berücksichtigung der in Arzneibuch und Arzneibuch-Kommentar gebräuchlichen Begriffe
Zusammensetzung	Zusammensetzung von Hilfsstoffen bzw. Hilfsstoffgemischen, die aus mehreren Komponenten bestehen bzw. in verschiedenen Qualitäten eingesetzt werden.
Handelsnamen	Auswahl einiger Handelsnamen, die für den jeweiligen Hilfsstoff in der pharmazeutischen Fachliteratur bzw. im Ausgangsstoffhandel geläufig sind.
HLB-Wert	Der HLB-Wert (hydrophilic-lipophilic-balance) dient zur Charakterisierung der hydrophilen/lipophilen Eigenschaften von Emulgatoren bzw. Tensiden. Je niedriger der HLB-Wert, desto lipophiler, je höher, desto hydrophiler ist eine Substanz. Die HLB-Werte nichtionischer Moleküle werden auf einer Skala von 0 bis 20, die ionischer Moleküle auf einer Skala von 0 bis 40 angegeben.
Verwendung	Funktion und Haupteinsatzgebiete des jeweiligen Hilfsstoffs
Löslichkeit bzw. Mischbarkeit	Daten zu in der Rezeptur bzw. im Apothekenlabor relevanten Löslichkeiten. Bei flüssigen Hilfsstoffen wird statt der Löslichkeit mitunter die Mischbarkeit angegeben.
Übliche Konzentration	Übliche Einsatzkonzentration, ggf. differenziert nach Verwendungszweck
pH-Bereich	Rezeptierbarer pH-Bereich, relevant für wasserhaltige Zubereitungen. Gibt an, welches Milieu gewährleistet, dass der Hilfsstoff seine spezifische Funktion erfüllen kann.

Fortsetzung umseitig →

Siedepunkt	Siedepunkt rezepturüblicher Lösemittel
Schmelzverhalten bzw. Erstarrungspunkt	Angaben zu den Schmelz- bzw. Erstarrungseigenschaften von Suppositoriengrundmassen, soweit sie für deren Verarbeitung in der Rezeptur relevant sind.
Eigenschaften	Makroskopisch bzw. sensorisch wahrnehmbare, physikochemische Eigenschaften der Substanz bzw. des Substanzgemischs.
Inkompatibilitäten	Bekannte substanzspezifische Inkompatibilitäten. Da diese meist das Ergebnis zufälliger Beobachtungen im Rahmen der Rezepturentwicklung und -überprüfung sind, spiegelt die Übersicht den aktuellen Erkenntnisstand wieder, kann aber keinen Anspruch auf Vollständigkeit erheben.
Toxikologie	Grundlegende Angaben zu reizenden bzw. toxischen Effekten, die bei bestimmungsgemäßem Einsatz von Hilfsstoff bzw. Arzneimittelzubereitungen mit Hilfsstoff beobachtet wurden, sowie zum Sensibilisierungs- und Allergisierungspotenzial.
Hinweise	Zusätzliche Tipps oder Anmerkungen zu galenischen Eigenschaften des Hilfsstoffs, die bei dessen Verarbeitung zu beachten sind

Ascorbinsäure

Antioxidans

Synonyme	Vitamin C
Verwendung	Physiologisch unbedenkliches Antioxidans in wässrigen Zubereitungen wie Säften, Tropfen, Emulsionen, Injektionen und Infusionen.
Löslichkeit	Leicht löslich in Wasser; löslich in Methanol; wenig löslich in Ethanol 96 %; schwer löslich in wasserfreiem Glycerol; praktisch unlöslich in Ether
Übliche Konzentration	0,01 bis 0,5 % (zur Haltbarmachung von Lebensmitteln bis zu 1 %)
pH-Bereich	Das Stabilitätsoptimum von Ascorbinsäure ist von den Reaktionsbedingungen abhängig, unter denen die Zersetzungsreaktion abläuft: Anaerobe Zersetzung: pH-Optimum 2 bis 3 Aerobe Zersetzung: pH-Optimum 6 bis 7
Eigenschaften	Farblose Kristalle (Plättchen oder Nadeln) oder weißes bis fast weißes, kristallines Pulver, geruchlos oder fast geruchlos, mit saurem Geschmack; Verfärbung an der Luft und durch Feuchtigkeit
Inkompatibilitäten	Eisen(-salze), Erythromycin(-salze), Hexamin, Kaliumpermanganat, Natriumsalicylat, Schwermetall(-salze), Furosemid, Kanamycin(-sulfat), Natriumalginat (Alginat, Alginsäureester), Natriumsalicylat, Neomycinsulfat, Phytomenadion (Vitamin K), Phenylephrinhydrochlorid, Theobrominsalicylat
Toxikologie	Vereinzelt können bei hoher Dosierung leichte Übelkeit und Diarrhö auftreten. Aus toxikologischer Sicht ist Ascorbinsäure – auch in hohen Dosen (kurzfristig bis 5 000 mg) – unbedenklich.

Fortsetzung umseitig →

Hinweise	Die Oxidationsprodukte der Ascorbinsäure sind braun gefärbt und können somit die Farbe der Zubereitung im Laufe der Zeit verändern | Natriumedetat-Zusatz stabilisiert ascorbinsäurehaltige Zubereitungen gegen den Einfluss von Schwermetallionen | In Glycerol und/oder Propylenglycol besitzt Ascorbinsäure eine längere Haltbarkeit als in Wasser.

Butylhydroxyanisol, Butylhydroxytoluol

Antioxidans

Synonyme	BHA bzw. BHT
Verwendung	Antioxidativ wirkende Radikalfänger. Einsatz in Arzneimitteln, Kosmetika und Nahrungsmitteln zur Vermeidung des oxidativen Abbaus von Fetten und fetten Ölen bzw. des Aktivitätsverlustes von lipophilen Vitaminen.
Löslichkeit	Sehr leicht löslich in Dichlormethan, Chloroform, Kohlenstoffdisulfid, Aceton und Diethylether; leicht löslich in Ethanol, Methanol, 1,2-Propandiol und fetten Ölen; löslich in Alkalihydroxid-Lösungen; wenig löslich in Paraffin; praktisch unlöslich in Wasser
Übliche Konzentration	0,005 bis 0,02 %
Eigenschaften	Weißes bis gelbliches oder schwach rosarotes, kristallines Pulver oder farb-, geruch- und geschmacklose, opake, wachsartige Masse
Inkompatibilitäten	Oxidationsmittel, Schwermetall(-salze) insbesondere Eisen(-salze) führen zu Verfärbung und Aktivitätsverlust.
Toxikologie	Eine kanzerogene Wirkung im Tierversuch ist mehrfach beschrieben worden, nicht jedoch beim Menschen. Die Substanzen sind als Lebensmittelzusatzstoff zugelassen. Die tägliche Aufnahme von 500 µg/kg KG Butylhydroxyanisol bzw. 125 µg/kg KG Butylhydroxytoluol wird als vertretbar angesehen. Wegen starker Reizwirkung des Butylhydroxytoluols sind bei Verarbeitung der konzentrierten Substanz Haut und Augen zu schützen.
Hinweise	Butylhydroxyanisol und Butylhydroxytoluol gelten als besonders wirksam für die Haltbarmachung von Vitamin A und Carotinen | Häufig werden die Substanzen gemeinsam in einer äquimolaren Mischung oder zusammen mit synergistisch wirkenden Phosphorsäurederivaten eingesetzt.

Natriumedetat

Antioxidans

Synonyme	Dinatrii edetas, Na-EDTA
Verwendung	Antioxidans zur Verhinderung Metallionen-katalysierter Autoxidation; Synergist zur Steigerung der antimikrobiellen Wirkung bestimmter Konservierungsmittel; pH-Korrigens in flüssigen und halbfesten Arzneiformen.
Löslichkeit	Löslich in Wasser; praktisch unlöslich in Ethanol 96 %. Die Substanz löst sich in verdünnten Alkalihydroxid-Lösungen.
Übliche Konzentration	0,05 bis 0,15 %
Eigenschaften	Weißes bis fast weißes, kristallines Pulver oder farblose Kristalle
Inkompatibilitäten	Oxidationsmittel, starke Alkalien, Schwermetall(-salze), insbesondere Eisen, Kupfer und Nickel
Toxikologie	Keine oder nur schwache Reizung bei Haut- oder Schleimhautkontakt. Konzentrationen bis 2 % gelten bei dermaler Applikation als sicher. Nach oraler Gabe wird Natriumedetat kaum resorbiert.
Hinweise	Synergistischer Effekt auf die antimikrobielle Wirkung von Benzalkoniumchlorid, Cetrimid, p-Hydroxybenzoesäureestern und Phenolen | Einsatz zur pH-Korrektur auf ca. pH 5, etwa in clotrimazolhaltigen oder glucocorticoidhaltigen Zubereitungen zur externen Anwendung | Bei Kombination mit Calcium-, Magnesium-, Zink- und anderen Metallionen kommt es zu einem pH-Abfall infolge Komplexbildung | Natriumedetat ist stabiler als freie Edetinsäure. Lösungen können autoklaviert werden, sollten aber in Gläsern der Glasart Typ I aufbewahrt werden.

Natriummetabisulfit, Natriumsulfit, Kaliummetabisulfit

Antioxidans

Synonyme	Natrii disulfis, Natriumdisulfit, Natriumpyrosulfit Natrii sulfis Kalii disulfis, Kaliumdisulfit, Kaliumpyrosulfit
Verwendung	Antioxidans in wässrigen Zubereitungen wie Säften, Tropfen, Emulsionen, Injektionen und Infusionen
Löslichkeit	Leicht löslich in Wasser und Glycerol; schwer löslich in Ethanol 96 %
pH-Bereich	Die antioxidative Wirksamkeit ist weitgehend pH-unabhängig, dennoch wird Natriummetabisulfit eher im sauren, Natriumsulfit eher im alkalischen Bereich eingesetzt.
Übliche Konzentration	0,05 bis 0,15 % (in Einzelfällen bis zu 1 %)
Eigenschaften	Weißes bis fast weißes, kristallines, hygroskopisches Pulver oder farblose Kristalle mit leichtem Schwefelgeruch und sauer-salzigem Geschmack
Inkompatibilitäten	Starke Säuren, Schwermetalle, Ephedrin, Chloramphenicol, Cisplatin, Aminosäuren, Phenylmercuriborat/-nitrat und andere Phenylquecksilberverbindungen
Toxikologie	Die Substanzen gelten als nicht hautreizend und nicht sensibilisierend. Sie werden im Körper zu Sulfat oxidiert und mit dem Urin ausgeschieden. Bei hohen Konzentrationen kann die Magenschleimhaut gereizt werden. Natriummetabisulfit, Natriumsulfit und Kaliummetabisulfit kommen neben Arzneimitteln auch in Lebensmitteln und Kosmetika zum Einsatz.
Hinweise	Bei Natriumsulfit wird die Verwendung des stabileren Anhydrats in der Regel gegenüber dem Heptahydrat bevorzugt | Im pH-Bereich von 3 bis 5 zeigen Natriummetabisulfit, Natriumsulfit und Kaliummetabisulfit eine gewisse (synergistische) antimikrobielle Wirksamkeit.

Tocopherol

Antioxidans

Synonyme	*RRR*-α-Tocopherol (≙ D-α-Tocopherol), all-*rac*-α-Tocopherol (≙ D,L-α-Tocopherol), Vitamin E
Verwendung	Natürliches Antioxidans für Fette, Öle und ölige Zubereitungen, insbesondere zur Verlängerung der Haltbarkeit von fetthaltigen Vitamin-A- oder Carotin-haltigen Zubereitungen und pflanzlichen Ölen. In der Kosmetik auch als Hautkonditionierungsmittel, v. a. in Haarpflegemitteln, Shampoos, Lippenstiften und Badeölen.
Löslichkeit	Leicht löslich in wasserfreiem Ethanol, Ether, Aceton, Dichlormethan und pflanzlichen Ölen; löslich in Ethanol 96 % (V/V); praktisch unlöslich in Wasser
Übliche Konzentration	0,05 bis 0,075 % (als Hautkonditionierungsmittel bis zu 0,8 %)
Eigenschaften	Klare, farblose bis blassgelbliche, viskose, geruch- und geschmacklose, ölige Flüssigkeit
Inkompatibilitäten	Peroxide, Metallionen; Kunststoffpackmittel können Tocopherol absorbieren
Toxikologie	Tocopherole sind physiologisch unbedenklich. Sie wirken nicht reizend und nicht sensibilisierend.
Hinweise	In Gegenwart von Luftsauerstoff oder Schwermetallionen zeigt die Substanz allmählich eine braune Verfärbung | Die Ester Tocopherolacetat bzw. -succinat sind zwar lagerstabiler als freies Tocopherol, allerdings muss in situ erst eine Hydrolyse erfolgen, bevor die Substanzen antioxidativ wirken können.

Alkylsulfate

Anionische Emulgatoren

Synonyme –

Bezeichnung	**Zusammensetzung**	**HLB-Wert**
Natrium-dodecylsulfat	Natriumlaurylsulfat	Ca. 40
Natriumcetyl-stearylsulfat (Lanette® E)	Mischung aus Natriumcetylsulfat und Natrium-stearylsulfat, die zusammen mind. 90 % der Mischung ausmachen. Der Gehalt an Natrium-cetylsulfat beträgt mind. 40 %.	Ca. 37
Emulgierender Cetylstearyl-alkohol Typ A (Lanette® N)	Mischung aus mind. 80 % Cetylstearylalkohol und mind. 7 % Natriumcetylstearylsulfat	
Emulgierender Cetylstearyl-alkohol Typ B	Mischung aus mind. 80 % Cetylstearylalkohol und mind. 7 % Natriumlaurylsulfat	

Verwendung

Natriumdodecylsulfat/Natriumcetylstearylsulfat: anionische Emulgatoren und Detergenzien in flüssigen und halbfesten Zubereitungen sowie als Netzmittel in medizinischen Shampoos, Zahnpasten und Hautreinigungsmitteln; Natriumdodecylsulfat darüber hinaus in Suppositorien zur Senkung des Schmelzpunkts.

Emulgierender Cetylstearylalkohol Typ A/B: Komplexemulgatoren zur Herstellung von O/W-Emulsionen, Konsistenzgeber und Viskositätserhöher.

Fortsetzung umseitig →

Löslichkeit	Natriumdodecylsulfat/Natriumcetylstearylsulfat: löslich in Wasser; wenig löslich in Ethanol; unlöslich in Ether, Chloroform und Petrolether Emulgierender Cetylstearylalkohol Typ A/B: löslich in Chloroform, Ether, in der Wärme in fetten Ölen sowie unter Bildung einer opaleszierenden Lösung in Wasser; schlecht löslich in Ethanol; unlöslich in kaltem Wasser
Übliche Konzentration	0,5 bis 2,5 % (als Komplexemulgatoren bis zu 10 %, als Konsistenzgeber auch darüber)
Eigenschaften	Weiße bis blassgelbe, weitgehend geruchlose Pulver, Kristalle, Körner, Schuppen, Tafeln oder wachsartige Massen mit fettig anzufühlender Oberfläche
Inkompatibilitäten	Starke Säuren/Basen, kationische Substanzen, quartäre Ammoniumsalze, Acriflavin, Ephedrin, Antihistaminika und andere stickstoffhaltige Verbindungen sowie Salze höherer Kationen (Aluminium, Blei, Zink und Zinn).
Toxikologie	Natriumdodecylsulfat wird als schwach toxisch und reizend für Haut, Schleimhäute, Augen, Magen und Respirationstrakt beschrieben. Die übrigen hier genannten Substanzen/Mischungen werden als nicht toxisch und nicht sensibilisierend eingestuft, wenngleich über Kontaktallergien berichtet wird. Bei längerfristiger Anwendung von Externa, die Natriumdodecylsulfat enthalten, können insbesondere bei Konzentrationen ab 5 % Irritationen (Austrocknung, allergische Reaktionen) an Haut und Mundschleimhaut sowie am Auge auftreten.
Hinweise	Als besonders günstig hat sich die Kombination der anionischen Alkylsulfate mit nicht-ionischen Fettalkoholen erwiesen, da die elektrostatischen Repulsionskräfte zwischen den ionischen Tensiden durch Einbau nicht-ionischer Tensidmoleküle in die Phasengrenze reduziert werden und die Stabilisierung effizienter wird. Aus dieser Erkenntnis resultieren u. a. die oben gelisteten Komplexemulgatoren Emulgierender Cetylstearylalkohol Typ A/B.

Cholesterol

Nichtionischer Emulgator

Synonyme	Cholesterin, Cholesterolum, Cholesterinum
Verwendung	O/W-Emulgator, Stabilisator, Bestandteil von Liposomen; Cholesterol ist auch für innerlich anzuwendende Arzneiformen sowie für Augensalben einsetzbar.
Löslichkeit	Sehr leicht löslich in Benzol, Chloroform, Ether; löslich in Aceton, Isopropylmyristat, pflanzlichen und tierischen Ölen/Fetten; wenig löslich in Ethanol; schwer löslich in Methanol; praktisch unlöslich in Wasser
Übliche Konzentration	0,1 bis 1 % (in Einzelfällen bis 5 %)
Eigenschaften	Weiße bis gelblich-weiße, sich fettig anfühlende, praktisch geruch- und geschmacklose, perlmuttartig glänzende Plättchen mit einer Schmelztemperatur von 148,5 °C
Inkompatibilitäten	Ausfällung in Gegenwart von Digoxin; Cholesterol unterliegt zahlreichen chemischen und mikrobiellen Abbaureaktionen; von besonderer Bedeutung sind mögliche Autoxidationsreaktionen.
Toxikologie	Als körpereigene Substanz physiologisch unbedenklich und weder haut- noch augenreizend.
Hinweise	Für das Wasseraufnahmevermögen cholesterolhaltiger Zubereitungen ist entscheidend, dass das relativ hoch schmelzende Cholesterol vollständig aufgeschmolzen und gelöst in der Creme vorliegt. Unzureichendes Aufschmelzen und Lösen bewirkt nach dem Abkühlen eine Cholesterol-Rekristallisation. Da es bei zu hoher Cholesterol-Konzentration leichter zur Rekristallisation kommt, ist der Konzentrationsbereich, in dem größere Wassermengen eingearbeitet werden können, sehr schmal und liegt im Bereich um 1 % | Die in pharmazeutischen Zubereitungen eingesetzten Cholesterol-Mengen sind gering. Somit besteht auch bei Hyperlipoproteinämie-Patienten keinerlei Therapieeinschränkung, zumal die Substanz vorwiegend topisch appliziert wird.

Fettalkohole

Emulgatoren

Synonyme	–
Bezeichnung	**Zusammensetzung**
Cetylalkohol (Lanette C®)	Gemisch fester, aliphatischer, gesättigter und unverzweigter Alkohole mit mind. 95 % Cetylalkohol
Cetylstearylalkohol (Lanette O®)	Gemisch fester aliphatischer Alkohole, hauptsächlich aus Cetylalkohol und Stearylalkohol, die zusammen mind. 90 % der Mischung ausmachen. Der Gehalt an Cetylalkohol beträgt mind. 40 %.
Verwendung	Schwache W/O-Emulgatoren; zur Verbesserung von Viskosität, physikalischer Stabilität, Textur und Wasserbindevermögen; Cetylalkohol in Suppositorien zur Erhöhung des Schmelzpunktes.
Löslichkeit	Löslich in Aceton, Benzol, Chloroform, Ether, Hexan und pflanzlichen Ölen; unlöslich in Wasser; in Ethanol ist Cetylalkohol löslich, Cetylstearylalkohol schlecht löslich
Übliche Konzentration	5 bis 10 %
Eigenschaften	Farblose bis schwach gelbliche Schuppen, Körner oder wachsartige Masse mit schwachem, charakteristischem Geschmack und Geruch
Inkompatibilitäten	Starke Säuren/Basen; aufgrund der niedrigen Schmelzbereiche ist mit der Bildung von Eutektika zu rechnen.
Toxikologie	Fettalkohole werden als nicht toxisch und nicht sensibilisierend eingestuft, obwohl in einigen Fällen über schwache Hautreizung und Urtikaria berichtet wurde.
Hinweise	Die meisten Fettalkohole lassen sich mit verschiedenen anionischen, nichtionischen und amphoteren Emulgatoren kombinieren.

Glycerolmonostearat

Nichtionischer Emulgator

Synonyme	Glyceroli monostearas
Zusammensetzung	Gemische von Monoacylglycerolen mit unterschiedlichen Mengen von Di- und Trifettsäureestern. Hauptsächlich verestert mit Stearinsäure, andere Fettsäuren können in begrenztem Umfang enthalten sein. Verschiedene Typen unterscheiden sich durch den Gehalt an Glycerolmonofettsäureestern.

Bezeichnung	**Gehalt an Glycerolmonofettsäureestern**	**HLB-Wert**
Glycerolmonostearat 40–55	Mind. 40 und max. 55 %	Ca. 3,8
Glycerolmonostearat 60	Mind. 55 und max. 65 %	Ca. 3,8
Glycerolmonostearat 90	Mind. 90 und max. 101 %	

Verwendung	W/O-Emulgator, Stabilisator
Löslichkeit	Löslich in Ether, Chloroform, Benzol, Mineralöl und heißem Aceton; unlöslich in Wasser; in Gegenwart von anionischen und kationischen Tensiden in heißem Wasser dispergierbar
Übliche Konzentration	1 bis 15 %
Eigenschaften	Weiße bis cremefarbene, wachsartige, sich fettig anfühlende Masse in Form von Pellets, Flocken oder Pulver Achtung: Unterschiedliche Handelsqualitäten können aufgrund ihrer Namensähnlichkeit leicht verwechselt werden: ▪ Neutrales, nicht selbstemulgierendes Glycerolmonostearat ▪ Neutrales, selbstemulgierendes Glycerolmonostearat: gegenüber Säuren/Elektrolyten beständig, enthält O/W-Emulgator (z. B. Polysorbat 60) und ist somit formal ein Emulgatorgemisch aus W/O- und O/W-Emulgator. ▪ Selbstemulgierendes Glycerolmonostearat: gegenüber Säuren/Elektrolyten nicht beständig, da es Natrium- oder Kaliumseifen (z. B. Natriumoleat) enthält.

Fortsetzung umseitig →

Inkompatibilitäten	Magnesium- und Calciumionen können zum Brechen glycerolmonostearathaltiger Emulsionen führen.
Toxikologie	Glycerolmonostearat gilt als nicht toxisch und nicht reizend. Bei oraler Aufnahme erfolgt eine Esterspaltung und Verstoffwechselung analog zu Nahrungsfetten.
Hinweise	Beim Abkühlen einer Glycerolmonostearat-Schmelze entsteht zunächst eine metastabile α-Modifikation, die in Abhängigkeit vom Monoestergehalt verschieden schnell in die stabile β-Modifikation übergeht. Die Polymorphie der Reinsubstanz wirkt sich auch in pharmazeutischen Zubereitungen, z. B. Cremes, aus: Bei längeren Lagerzeiten beobachtet man eine Konsistenzzunahme Glycerolmonostearathaltiger Präparate.

Lecithin

Amphoterer Emulgator

Synonyme	Sojalecithin, Eilecithin, Phosphatidylcholin
Verwendung	Dispergiermittel und Emulgator für intramuskuläre Injektionen, Cremes und Emulsionen; wichtiger Bestandteil für die Herstellung von Liposomen; Dispersionsmittel für Zäpfchen
Löslichkeit	Löslich in aliphatischen und aromatischen Kohlenwasserstoffen, Ethanol, chlorierten Kohlenwasserstoffen, Chloroform, Ether, Fettsäuren, Petrolether, Paraffinölen und heißen fetten Ölen; unlöslich in polaren Lösungsmitteln, kalten Pflanzenölen und Wasser; spezielle Typen sind in Wasser dispergierbar
Übliche Konzentration	0,1 bis 5 % (vereinzelt bis zu 15 %)
Eigenschaften	Braune bis hellgelbe Masse, fast geruchlos, nussiger Geschmack, an Sojaöl erinnernd
Inkompatibilitäten	Säuren/Alkalien; Hydrolyse durch Esterasen
Toxikologie	Lecithin gilt als nicht toxisch und nicht reizend. Es zeigt keine Sensibilisierung. In der Kosmetik wird Lecithin in Hautpflegemitteln in einer Konzentration von bis zu 15 % als sicher angesehen.
Hinweise	In Suppositorien bewirkt Lecithin eine Verzögerung der Rekristallisation des Fetts. Unter Zusatz dieses Hilfsstoffs ist es möglich, in Suppositorienmassen Wasser einzuarbeiten (10 %), ohne dass diese nach der Herstellung brüchig sind. Auch kann mitunter eine Beschleunigung der Resorption von Wirkstoffen aus Suppositorien erzielt werden | Entöltes Sojalecithin kann als Emulgator und Stabilisator sowohl für O/W- als auch für W/O-Emulsionen verwendet werden.

Macrogolfettalkoholether

Nichtionische Emulgatoren

Synonyme Fettalkoholpolyglycolether, Polyethylenglycol-Fettalkoholether, PEG-Fettalkoholether, Polyoxyethylen-Fettalkoholether, POE-Fettalkoholether

Bezeichnung (die Zahl in der Substanzbezeichnung gibt den Ethoxylierungsgrad an)	**Handelsname**	**HLB-Wert**
PEG-2-oleylether	Brij® 92	4,9
PEG-4-laurylether	Brij® 30	9,7
PEG-23-laurylether	Brij® 35	16,9
PEG-10-cetylether	Brij® 56	12,9
PEG-20-cetylether	Brij® 58	15,7
PEG-10-stearylether	Brij® 76	12,4
PEG-20-stearylether	Brij® 78	15,3
PEG-10-oleylether	Brij® 96 / Volpo® 10	12,4
PEG-20-oleylether	Brij® 98/99 / Volpo® 20	15,3

Verwendung W/O-Emulgatoren (HLB 3–7), Netzmittel (HLB 7–9), O/W-Emulgatoren (HLB 8–18), Solubilisatoren (HLB 10–20) für ätherische Öle, Vitamine und wasserunlösliche Wirkstoffe, Schaumbildner für Shampoos etc.

Löslichkeit Die Literaturangaben sind teilweise widersprüchlich. Generell gilt: Niedrig ethoxylierte Typen (PEG-2 bis PEG-5) sind in Wasser unlöslich, mit steigendem Ethoxylierungsgrad nimmt die Wasserlöslichkeit zu. Über dispergierfähige (PEG-5 bis PEG-10) werden klar wasserlösliche Typen (> PEG-10) erreicht. Bei gleichem Ethoxylierungsgrad nimmt die Wasserlöslichkeit mit kürzeren Alkylketten zu. Im Allgemeinen gut löslich in Ethanol und Dichlormethan.

Übliche Konzentration Bis zu 20 %

Fortsetzung umseitig →

Eigenschaften	Je nach Typ flüssige (PEG-2 bis PEG-5) bis wachsartige (PEG-10 bis PEG-20), farblose, weiße oder cremefarbene Substanzen mit charakteristischem Eigengeruch
Inkompatibilitäten	Phenole, Iod-, Silber-, und Quecksilbersalze, Salicylate, Sulfonamide, Tannine; Wirkminderung von Konservierungsmitteln
Toxikologie	In dermalen Zubereitungen gelten Macrogolfettalkoholether bis zu einer Konzentration von max. 20 % als nicht toxisch und nicht reizend.
Hinweise	Aufgrund ihrer Etherstruktur sind Macrogolfettalkoholether auch gegenüber starken Säuren und Basen stabil. Allerdings ist bei Molekülen, die ungesättigte Fettalkohole enthalten mit Autoxidation zu rechnen, ggf. empfiehlt sich der Zusatz von Antioxidanzien (z. B. 0,001 % Butylhydroxianisol und 0,005 % Citronensäure).

Macrogolfettsäureester

Nichtionische Emulgatoren

Synonyme	Fettsäurepolyglycolester, Polyethylenglycol-Fettsäureester, PEG-Fettsäureester, Polyoxyethylen-Fettsäureester, POE-Fettsäureester

Bezeichnung (die Zahl in der Substanzbezeichnung gibt den Ethoxylierungsgrad an)	**Handelsname**	**HLB-Wert**
PEG-8-stearat	Myrj® 45	11,1
PEG-20-stearat	Myrj® 49	15,0
PEG-30-stearat	Myrj® 51	16,0
PEG-40-stearat	Myrj® 52/52 C	16,9
PEG-50-stearat	Myrj® 53	17,9
PEG-100-stearat	Myrj® 59	18,8

Verwendung	O/W-Emulgatoren, Solubilisatoren, Netzmittel
Löslichkeit	PEG-8-stearat: in fetten Ölen und Wachsen löslich; in Wasser dispergierbar übrige Macrogolfettsäureester: löslich in Wasser, Ethanol, Isopropanol; unlöslich in fetten Ölen und Wachsen
Übliche Konzentration	1 bis 10 % (in Kosmetika vereinzelt bis 25 %)
Eigenschaften	Weiße bis cremefarbene, pastöse bis wachsartige Substanzen mit fettähnlichem Geruch
Inkompatibilitäten	Phenole, Iod-, Silber-, und Bismutsalze, Tannine
Toxikologie	In dermalen Zubereitungen gelten Macrogolfettsäureester als nicht toxisch und nicht reizend.

Fortsetzung umseitig →

Hinweise	Zur Verbesserung der Ausbreitung auf der Schleimhaut kann einfachen Hartfettgrundlagen für die vaginale Anwendung Macrogolstearat zugesetzt werden. Vaginalzäpfchen aus solchen Grundlagen können im Gegensatz zur einfachen Hartfett-Grundlage bei Kontakt mit Flüssigkeit bei Körpertemperatur zu einer Emulsion dispergiert werden oder zumindest leichter spreiten.

Macrogolglycerolfettsäureester

Nichtionische Emulgatoren

Synonyme	Polyethylenglycol-Glycerol-Fettsäureester, PEG-Glycerol-Fettsäureester, Polyoxyethylen-Glycerol-Fettsäureester, POE-Glycerol-Fettsäureester

Bezeichnung (die Zahl in der Substanzbezeichnung gibt den Ethoxylierungsgrad an)	**Handelsname**	**HLB-Wert**
PEG-7-glycerolhydroxysterarat	Arlacel® 989	4,5
PEG-20-glycerolmonostearat	Tagat® S2	15
PEG-35-glycerolricinololeat	Kolliphor® EL Cremophor® EL	12–14
PEG-40-glycerolhydroxysterarat	Kolliphor® RH 40 Cremophor® RH 40	14–16

Verwendung	W/O-Emulgatoren (HLB 3–7), Netzmittel (HLB 7–9), O/W-Emulgatoren (HLB 8–18), Solubilisatoren (HLB 10–20) für topische und orale Anwendung
Löslichkeit	Bei weniger als zehn Ethylenoxid-Einheiten je Molekül: löslich in Aceton; praktisch unlöslich in Wasser und dispergierbar in Ethanol 96 % Bei mehr als 20 Ethylenoxid-Einheiten je Molekül: (leicht) löslich in Wasser, Aceton und Ethanol 96 %, praktisch unlöslich in Petrolether, dünnflüssigem Paraffin und in fetten Ölen
Übliche Konzentration	0,1 bis 15 % (vereinzelt in höheren Konzentrationen)
Eigenschaften	Je nach Ethoxylierungsgrad klare, gelbe, viskose Flüssigkeit oder blassgelbe, halbfeste bis wachsartige, feste Substanz mit schwachem, charakteristischem Geruch

Fortsetzung umseitig →

Inkompatibilitäten	Ethacridin(-salze), Bacitracin, Chloramin T (Tosylchloramid-Natrium), Hydroxychinolin, Iod(-salze), Iodoform, Neomycinsulfat, Penicilline, Phenole, Pyrogallol, quartäre Ammoniumsalze, Resorcin, Salicylsäure, Schwermetall(-salze), Silbersalze/-verbindungen, Sublimat, Sulfonamidsalze, Tannin, Basisches Bismutgallat, Dithranol, Thymol
Toxikologie	Macrogolglycerolfettsäureester gelten als nicht toxisch, nicht reizend und nicht hautsensibilisierend.
Hinweise	Zur Solubilisation von hydrophoben Arzneistoffen wird folgendes Vorgehen empfohlen: Die zu solubilisierende Substanz wird mit PEG-40-glycerolhydroxysterarat gemischt und auf 60 bis 65 °C erwärmt. Dann das auf die gleiche Temperatur erwärmte Wasser langsam unter Rühren zufügen. So entsteht eine klare, mizellare Lösung des Arzneistoffs.

Macrogolsorbitanfettsäureester

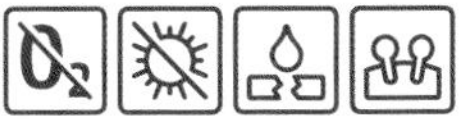

Nichtionische Emulgatoren

Synonyme Polysorbate, Tweens, Polyethylenglycol-Sorbitanfettsäureester, PEG-Sorbitanfettsäureester, Polyoxyethylen-Sorbitanfettsäureester, POE-Sorbitanfettsäureester

Bezeichnung (die Zahl in der Substanzbezeichnung gibt den Ethoxylierungsgrad an)	**Handelsname**	**HLB-Wert**
PEG-20-sorbitanmonolaurat	Polysorbat bzw. Tween® 20	16,7
PEG-20-sorbitanmonopalmitat	Polysorbat bzw. Tween® 40	15,6
PEG-20-sorbitanmonostearat	Polysorbat bzw. Tween® 60	14,9
PEG-20-sorbitanmonooleat	Polysorbat bzw. Tween® 80	15,0
PEG-20-sorbitantristearat	Polysorbat bzw. Tween® 65	10,5
PEG-20-sorbitantrioleat	Polysorbat bzw. Tween® 85	11,0
PEG-4-sorbitanmonolaurat	Polysorbat bzw. Tween® 21	13,3
PEG-4-sorbitanmonostearat	Polysorbat bzw. Tween® 61	9,6
PEG-5-sorbitanmonooleat	Polysorbat bzw. Tween® 81	10,0

Verwendung O/W-Emulgatoren, Solubilisatoren, Netzmittel

Löslichkeit HLB > 14: löslich in Wasser und Ethanol, unlöslich in Pflanzen- und Mineralölen
HLB < 14: löslich in Ethanol (ggf. durch Erwärmen), unlöslich in Pflanzen- und Mineralölen (Tween 61, 65, 81 durch Erwärmen in Pflanzen- und Mineralölen löslich); dispergierbar in Wasser

Übliche Konzentration Als Emulgatoren (allein oder in Kombination mit anderen Tensiden): 1 bis 15 %; als Solubilisatoren für schlecht wasserlösliche Arzneistoffe: 1 bis 10 %; als Netzmittel: 0,1 bis 3 %

Eigenschaften Klare oder schwach opaleszierende, gelbe bis bräunlichgelbe, schwach bitter schmeckende, ölige Flüssigkeiten.
Polysorbat 61 und 65: hellbraune, wachsartige Massen

Fortsetzung umseitig →

Inkompatibilitäten	Konservierende Wirkung von PHB-Estern beeinträchtigt. Als Konservierungsmittel wird häufig Sorbinsäure 0,2 % empfohlen.
Toxikologie	Macrogolsorbitanfettsäureester gelten als nicht toxisch und nicht reizend. Allergisierungspotenzial und Phototoxizität werden als gering eingestuft.
Hinweise	Zur Solubilisierung lipophiler Arzneistoffe werden vor allem Polysorbat 20 und 80 verwendet, wobei zur Erzielung einer klaren Lösung ein 5- bis 10-facher Überschuss an Polysorbat erforderlich ist | Polysorbate werden in Kombination mit Sorbitanfettsäureestern (▸Karte 16) häufig auch zur Herstellung von O/W-Emulsionen eingesetzt. Da sich die HLB-Werte additiv verhalten, kann durch das Mischungsverhältnis nahezu jeder gewünschte HLB-Wert eingestellt werden.

Polyoxypropylen-Polyoxyethylen-Block-Copolymere

Nichtionische Emulgatoren

Synonyme	Polyethylenglycol-Polypropylenglycol-Blockpolymerisate; POE-POP-Blockpolymerisate; Poloxamere

Bezeichnung	**Handelsname**	**HLB-Wert**
Poloxamer 124	Pluronic® L44	16
Poloxamer 188	Pluronic® F68	29
Poloxamer 237	Pluronic® F87	24
Poloxamer 338	Pluronic® F108	27
Poloxamer 407	Pluronic® F127	22

Verwendung	O/W-Emulgatoren, Solubilisatoren, Netzmittel; auch als Viskositätserhöher, zur Herstellung von transparenten Tensidgelen
Löslichkeit	(Sehr leicht) löslich in Wasser, verdünnten Säuren und Ethanol; wenig löslich in Toluol und Xylol; unlöslich in Glycerol, Mineralöl und flüssigem Paraffin
Übliche Konzentration	Bis zu 20 %
Eigenschaften	Poloxamer 124: farblose, geruch- und geschmacklose Flüssigkeit Übrige Poloxamere: weiße bis fast weiße, wachsartige, geruch- und geschmacklose Pulver, Kügelchen oder Schuppen
Inkompatibilitäten	Poloxamer 188 ist inkompatibel mit PHB-Estern und Phenolen.
Toxikologie	Poloxamere gelten als nicht toxisch und nicht reizend. Sie werden nach oraler Gabe nicht resorbiert und bei i. v.-Gabe rasch im Urin ausgeschieden.

Fortsetzung umseitig →

Hinweise	Die Poloxamere 188 und 407 können auch zur Gelbildung eingesetzt werden. Wässrige Lösungen mit einem Poloxamer 188-Gehalt > 20 % zeigen thermoreversibles Verhalten: Zwischen 20 und 40 °C besteht ein Viskositätsminimum, zwischen 60 und 75 °C ein Viskositätsmaximum. Diese Eigenschaft wird durch wiederholtes Abkühlen und Erwärmen nicht verändert. Zusätze von Elektrolyten, Feuchthaltemitteln, Alkohol und Tensiden können die Viskosität beeinflussen.

Sorbitanfettsäureester

Nichtionische Emulgatoren

Synonyme	–

Bezeichnung	Handelsname	HLB-Wert
Sorbitanmonolaurat	Span® 20	8,6
Sorbitanmonopalmitat	Span® 40	6,7
Sorbitanmonostearat	Span® 60	4,7
Sorbitanmonooleat	Span® 80	4,3
Sorbitantristearat	Span® 65	2,1
Sorbitantrioleat	Span® 85	1,8

Verwendung	W/O-Emulgatoren, Solubilisatoren, Netzmittel für topische und orale Darreichungsformen
Löslichkeit	Löslich in den meisten Ölen und organischen Lösungsmitteln; unlöslich in Wasser und Propylenglycol (aber dispergierbar)
Übliche Konzentration	1 bis 15 % (in Kosmetika vereinzelt bis 25 %)
Eigenschaften	Creme- bis bernsteinfarbene Substanzen von flüssiger (Span 20, 80), wachsartiger (Span 40) oder fester Konsistenz (übrige)
Inkompatibilitäten	Keine bekannt
Toxikologie	Sorbitanfettsäureester gelten als nicht toxisch und nicht reizend. Vereinzelt wurden Hautreaktionen beschrieben.
Hinweise	Sorbitanfettsäureester werden in Kombination mit Polysorbaten (▸Karte 14) häufig auch zur Herstellung von O/W-Emulsionen eingesetzt. Da sich die HLB-Werte additiv verhalten, kann durch das Mischungsverhältnis nahezu jeder gewünschte HLB-Wert eingestellt werden.

Wollwachs/Wollwachsalkohole

Nichtionische Emulgatoren

Synonyme	Adeps Lanae anhydricus Lanolinalkohole, Alcoholes Lanae
Bezeichnung	**Zusammensetzung**
Wollwachs	Gereinigte, wasserfreie Substanz, die aus Schafwolle gewonnen wird. Sie besteht zu 95 % aus mehreren Estern höherer Fettsäuren mit Sterolen und aliphatischen Alkoholen. Den Hauptanteil bilden Cholesterol-Fettsäureester. Ein geeignetes Antioxidans kann zugesetzt sein.
Wollwachsalkohol	Alkoholfraktion aus der Verseifung von Wollwachs. Gemisch aus Sterolen und höheren aliphatischen Alkoholen. Ein geeignetes Antioxidans kann zugesetzt sein.
Verwendung	Co-Emulgator, Stabilisator in O/W-Systemen; v. a. Wollwachs auch in höheren Konzentrationen als Konsistenzgeber; Einsatz insbesondere in wasseraufnehmenden Salben und hydrophoben Cremes
Löslichkeit	Leicht löslich in Ether, Chloroform und Petrolether; (wenig) löslich in warmem Ethanol; schlecht löslich in kaltem Ethanol; unlöslich in Wasser
Übliche Konzentration	Wollwachs: zur Erhöhung der Wasseraufnahmefähigkeit ca. 5 %; als Emulsionsstabilisator 15 bis 20 %; als Konsistenzgeber bis zu 65 % (z. B. in Lanolin) Wollwachsalkohole: als Co-Emulgator bis zu 2 %, in einigen Fällen bis zu 6 % (z. B. in Wollwachsalkoholsalbe DAB)
Eigenschaften	Blassgelbe bis bräunlich-gelbe Substanz von salbenartiger (Wollwachs) oder spröder (Wollwachsalkohole) Konsistenz mit schwachem, charakteristischem Geruch
Inkompatibilitäten	Ammoniumbituminosulfonat (Ichthyol®), Phenole, Resorcin, Polidocanol 600 (Thesit®), Steinkohlenteer, Steinkohlenteerlösung, Steinkohlenteerspiritus, Tragant, Tumenol-Ammonium, Methylcellulose

Fortsetzung umseitig →

Toxikologie	Die Substanzen gelten allgemein als nicht toxisch und nicht reizend. Klinische Versuche deuten jedoch auf ein Allergisierungs- bzw. Sensibilisierungspotenzial hin, insbesondere bei Patienten mit chronischer Dermatitis.
Hinweise	Durch Zusatz kleiner Mengen Wollwachs kann flüssiges Paraffin mit Wasser zu Emulsionen stabilisiert werden. Als Emulgatoren werden Wollwachsalkohole vorgezogen, da Wollwachs bei längerer Lagerung autoxidativ verändert wird | Während Wollwachs selbst nicht leicht resorbiert wird, erhält man durch Zusatz von Pflanzenölen oder flüssigem Paraffin Salben, die die Haut durchdringen und somit die Absorption der Arzneistoffe erleichtern | Die erhältliche Qualität von Wollwachs(-alkoholen) unterliegt starken Schwankungen, was sich insbesondere im unterschiedlichen Wasseraufnahmevermögen der Substanzen und der aus ihnen hergestellten Zubereitungen niederschlägt.

Bentonit

Hydrogelbildner

Synonyme	Bentonitum, Quellton
Verwendung	Hydrogelbildner, Emulgator für Öle, Salben und Pasten; Stabilisator für Suspensionen und Schüttelmixturen
Löslichkeit	Praktisch unlöslich in Wasser und wässrigen Lösungen In Gegenwart kleiner Wassermengen quillt die Substanz und bildet eine geschmeidige Masse.
Rezeptierbarer pH-Bereich	> 6
Übliche Konzentration	Als Emulgator für Öle, Salben und Pasten ca. 1 %; als Suspensionsstabilisator 0,5 bis 3 %; als Hydrogelbildner 10 bis 15 %
Eigenschaften	Sehr feines, homogenes, grauweißes, mehr oder weniger gelblich bis rosa getöntes Pulver
Inkompatibilitäten	Kationen, Säuren, Acriflavin(-salze), Aluminiumsalze, Atropinsulfat, Benzalkoniumchlorid, Gentianaviolett (Methylrosaniliniumchlorid), Neomycinsulfat, Phenylquecksilbersalze, Procain(-salze), quartäre Ammoniumsalze, Chloramphenicol(-salze), Tetracyclin(-salze), Zinksalze
Toxikologie	Bentonit ist nicht toxisch und nicht reizend. Es wird im Gastrointestinaltrakt nicht resorbiert.
Hinweise	Bentonitgele ohne weitere Zusätze haben pH-Werte von 9,5 bis 10,5 und verlieren ihre rheologischen Eigenschaften erst unterhalb von etwa pH 6 | Bei Applikation auf Wunden ist Sterilisation erforderlich | Bei Quellung nimmt Bentonit etwa das 12-fache des eigenen Volumens an Wasser auf.

Carbomere

Hydrogelbildner

Synonyme	Polyacrylsäuren, Polyacrylate, Carbopolpolymere, Carboxyvinylpolymere, Carbopole

Bezeichnung (die Zahl in der Substanzbezeichnung gibt die Viskosität in mPa · s an)	**Handelsname**	**Einsatzbereiche**
Carbomer 35 000	Carbopol® 974 P	Dermatika, Rektalia, Vaginalia, Oralia, Mund- und Rachentherapeutika, Ophthalmika
Carbomer 50 000	Carbopol® 980	Dermatika, nicht jedoch für Zubereitungen, die zur Einnahme oder für Schleimhautkontakt bestimmt sind

Verwendung	Gelbildner; Verdickungsmittel und Stabilisator für wässrige, alkoholische und alkoholisch-wässrige Zubereitungen (auch für Ophthalmika geeignet)
Löslichkeit	Quillt in Wasser und anderen polaren Lösungsmitteln nach Dispersion und Neutralisation mit Natriumhydroxid-Lösung oder organischen Basen
Rezeptierbarer pH-Bereich	5 bis 10 (in Einzelfällen auch 4 bis 11)
Übliche Konzentration	0,5 bis 2 %
Eigenschaften	Weißes bis fast weißes, lockeres, hygroskopisches Pulver
Inkompatibilitäten	Kationen und kationische Polymere, Elektrolyte in hoher Konzentration, starke Säuren und Phenole, Atropinsulfat, Ephedrinhydrochlorid, Ethylmorphin, Pilocarpinhydrochlorid, quartäre Ammoniumsalze, Schwermetall(-salze), Tannin, Zinksalze

Fortsetzung umseitig →

Toxikologie	Carbomere sind nicht toxisch, nicht sensibilisierend und grundsätzlich nicht reizend; erst bei direktem Kontakt mit höheren Konzentrationen werden Reizungen beobachtet. Die Augenschleimhautverträglichkeit wird als gut bezeichnet.
Hinweise	Rein wässrige Carbomer-Zubereitungen sind mikrobiell anfällig und sollten konserviert werden. Empfohlene Konservierungsmittel: Chlorcresol 0,1 %, Methyl-/Propyl-4-hydroxybenzoat 0,18/0,02 % oder Thiomersal 0,1 %. Carbomer-Zubereitungen sind autoklavierbar | Carbomer 50 000 (Carbopol® 980) ist für Dermatika, nicht aber zur Einnahme oder für Schleimhautkontakt bestimmt. Zur Anwendung auf Schleimhäuten und in Körperhöhlen wird stattdessen der hierfür zulässige Typ Carbomer 35 000 empfohlen. Ein Austausch der beiden Carbomere im Verhältnis 1 : 1 ist möglich.

Carboxymethylcellulose-Natrium

Gelbildner

Synonyme	Carmellose-Natrium, CMC-Natrium
Verwendung	Viskositätserhöher, Gelbildner (niedrigviskose Typen auch für Ophthalmika geeignet); Bindemittel für die Granulation
Löslichkeit	Praktisch unlöslich in Aceton, wasserfreiem Ethanol und Toluol; die Substanz lässt sich in Wasser leicht dispergieren und bildet kolloidale Lösungen.
Rezeptierbarer pH-Bereich	3 bis 10
Übliche Konzentration	1 bis 5 %; in Ophthalmika 0,1 bis 1 %
Eigenschaften	Weißes bis fast weißes, körniges, geruch- und geschmackloses, nach dem Trocknen hygroskopisches Pulver oder Granulat
Inkompatibilitäten	Kationen, Oxidationsmittel, Aluminium- und Schwermetallionen, Acetylsalicylsäure, Phenole, Phenoxyethanol, Gerbstoffe, Netzmittel verringern die Viskosität des Produkts
Toxikologie	Carboxymethylcellulose-Natrium ist nicht toxisch, nicht allergen und nicht reizend. Es wird im Gastrointestinaltrakt nicht resorbiert und ist physiologisch inert.
Hinweise	Bei pH < 3 Ausflockung | Carboxymethylcellulose-Natrium-Gele sind mikrobiell anfällig und sollten konserviert werden (CAVE: keine kationischen Konservierungsmittel!) | Viskosität sinkt beim Autoklavieren | Geringe Ethanol-Toleranz | Die Bezeichnung gibt die Viskosität einer Lösung der Substanz ($20\,g \cdot l^{-1}$) in $mPa \cdot s$ an.

Hydroxyethylcellulose

Gelbildner

Synonyme	HEC, Hyetellose, Ethylose, Oxycellulose
Verwendung	Viskositätserhöher, Gelbildner; Bindemittel für die Granulation
Löslichkeit	Praktisch unlöslich in Aceton, Ethanol 96 % und Toluol; löslich in heißem und kaltem Wasser unter Bildung einer klaren Lösung
Rezeptierbarer pH-Bereich	2 bis 12 (Optimum 5 bis 12)
Übliche Konzentration	1 bis 5 % Fließgrenze von Hydroxyethylcellulose 250 bei ca. 8 % Fließgrenze von Hydroxyethylcellulose 5 000 bei ca. 3,5 %
Eigenschaften	Weißes bis gelblich-weißes oder grauweißes, körniges, geruch- und geschmackloses, hygroskopisches Pulver oder Granulat
Inkompatibilitäten	Phenole, Ammoniumbituminosulfonat (Ichthyol®), quartäre Ammoniumsalze, Resorcin, Tannin, Thymol
Toxikologie	Hydroxyethylcellulose ist nicht toxisch, nicht allergen und nicht reizend. Sie wird im Gastrointestinaltrakt nicht resorbiert und ist physiologisch inert.
Hinweise	Hydrolyse setzt möglicherweise bereits bei pH < 5 ein | Hydroxyethylcellulose-Gele sind mikrobiell anfällig und sollten konserviert werden (CAVE: keine phenolischen Konservierungsmittel!) | Viskositätsabnahme beim Autoklavieren | Toleriert Ethanol-Gehalt bis ca. 20 % | Die Bezeichnung gibt die Viskosität einer 2%igen Lösung in mPa · s an.

Hydroxypropylcellulose

Gelbildner

Synonyme	Hyprolose, HPC, Cellulose-Propylenglycolether
Verwendung	Viskositätserhöher, Gelbildner; Bindemittel für die Granulation
Löslichkeit	Löslich in Methanol, Ethanol, 95%igem Isopropanol, Propylenglycol und Chloroform; schwer löslich in Aceton, 99%igem Isopropanol, Dichlormethan und Milchsäure; unlöslich in aliphatischen Kohlenwasserstoffen, Glycerol, Benzol, Toluol, Tetrachlorkohlenstoff, Mineralölen und Sojabohnenöl
Rezeptierbarer pH-Bereich	3 bis 10
Übliche Konzentration	1 bis 10 % Fließgrenze von Hydroxypropylcellulose 400 bei ca. 5 %
Eigenschaften	Weißes bis gelblich-weißes oder grauweißes, körniges, geruch- und geschmackloses, hygroskopisches Pulver oder Granulat
Inkompatibilitäten	Phenole, p-Hydroxybenzoesäureester (PHB-Ester, Parabene), anorganische Salze in Konzentrationen ab 5 bis 10 %
Toxikologie	Hydroxypropylcellulose ist nicht toxisch, nicht allergen und nicht reizend. Sie wird im Gastrointestinaltrakt nicht resorbiert und ist physiologisch inert.
Hinweise	Hydroxypropylcellulose-Gele sind mikrobiell anfällig und sollten konserviert werden (CAVE: keine p-Hydroxybenzoesäureester oder phenolischen Konservierungsmittel!) | Hydroxypropylcellulose zeigt Hitzekoagulation bei ca. 45 °C und erfordert relativ lange Quellzeiten | Viskositätsabnahme beim Autoklavieren | Die Bezeichnung gibt die Viskosität einer 2%igen Lösung in mPa · s an.

Methylcellulose

Gelbildner

Synonyme	MC, Cellulose-Methylether
Verwendung	Viskositätserhöher, Gelbildner; Bindemittel für die Granulation
Löslichkeit	Praktisch unlöslich in heißem Wasser, in Aceton, wasserfreiem Ethanol und in Toluol; die Substanz löst sich in kaltem Wasser unter Bildung einer kolloidalen Lösung.
Rezeptierbarer pH-Bereich	2 bis 12
Übliche Konzentration	1 bis 10 % Fließgrenze von Methylcellulose 400 bei ca. 5 %
Eigenschaften	Weißes bis gelblich-weißes oder grauweißes, körniges, geruch- und geschmackloses, hygroskopisches Pulver oder Granulat
Inkompatibilitäten	Phenole, p-Hydroxybenzoesäureester (PHB-Ester, Parabene), Benzoesäure/Natriumbenzoat, Phenoxyethanol, Kaliumpermanganat, Resorcin, Tannin, Chloramphenicol (-salze), Tetracyclin(-salze) Wässrige Methylcellulose-Zubereitungen sind mit geringen Elektrolyt-/Alkoholzusätzen kompatibel; erst bei Konzentrationen über 10 % tritt Koagulation auf.
Toxikologie	Methylcellulose ist nicht toxisch, nicht allergen und nicht reizend. Sie wird im Gastrointestinaltrakt nicht resorbiert und ist physiologisch inert.
Hinweise	Methylcellulose-Gele sind mikrobiell anfällig und sollten konserviert werden (z. B. mit Sorbinsäure bzw. einem Gemisch von Sorbinsäure und Kaliumsorbat) | Methylcellulose zeigt Hitzekoagulation bei 50–60 °C und bildet leicht opake Gele | Die Bezeichnung gibt die Viskosität einer 2%igen Lösung in mPa · s an.

Natriumalginat

Hydrogelbildner

Synonyme	Alginsäure-Natriumsalz
Verwendung	Hydrogelbildner; Stabilisator
Löslichkeit	Langsam löslich in Wasser unter Bildung einer viskosen, kolloidalen Lösung; praktisch unlöslich in Ethanol 96 % und anderen organischen Lösungsmitteln sowie in wässrigen Lösungen mit pH < 3
Rezeptierbarer pH-Bereich	5 bis 10
Übliche Konzentration	Als Gelbildner: 2–6 %, in Lotionen und Salben bis zu 10 % Als Stabilisator: 1 bis 3 % in Emulsionen, in Suspensionen bis 6 %
Eigenschaften	Weißes bis blassgelblich-braunes, geruch- und geschmackloses Pulver
Inkompatibilitäten	Acriflavin(-salze), Aluminiumsalze, Ammoniumchlorid, quartäre Ammoniumsalze, Ascorbinsäure, Benzalkoniumchlorid, Calciumsalze, Chloramphenicol(-salze), Gentianaviolett (Methylrosaniliniumchlorid), Neomycinsulfat, Nitrate, Phenole, Phenylquecksilbersalze, Salzsäure, Schwermetall(-salze), Teere, Säuren, Steinkohlenteer, Steinkohlenteerlösung, Steinkohlenteerspiritus, Tetracyclin(-salze)
Toxikologie	Natriumalginat ist nicht toxisch, nicht sensibilisierend und nicht reizend. Es ist als Lebensmittelzusatzstoff zugelassen.
Hinweise	Natriumalginat kann sehr leicht in Wasser gelöst werden, wenn es zunächst mit einem wassermischbaren Lösungsmittel wie Ethanol oder Glycerol angefeuchtet wird. In Ethanol ist die Substanz unlöslich, sofern die Alkoholkonzentration über 30 % beträgt.

Siliciumdioxid, hochdisperses

Gelbildner

Synonyme	Hochdisperse Kieselsäure, kolloidales Siliciumdioxid, Aerosil®
Verwendung	Gelbildner, Fließregulierungsmittel, Stabilisator (ausschließlich in nicht parenteral verabreichten Zubereitungen)
Löslichkeit	Praktisch unlöslich in Wasser und organischen Lösungsmitteln, es bilden sich kolloidale Dispersionen; löslich in Flusssäure und heißen Alkalihydroxid-Lösungen
Rezeptierbarer pH-Bereich	< 10,5 (besser < 7,5)
Übliche Konzentration	Als Gelbildner: 2 bis 4 % bei Oleogelen und 4 bis 8 % in Hydrogelen Als Fließregulierungsmittel bei der Kapselherstellung: 0,5 bis 2 % Als Sedimentationsverzögerer bei der Suppositorienherstellung: 0,5 bis 3 % Als Stabilisator: 0,5 bis 3 % in Suspensionen bzw. 10 bis 15 % in Salben, Cremes und Lotionen
Eigenschaften	Weißes bis fast weißes, feines, leichtes, geruch- und geschmackloses, amorphes Pulver
Inkompatibilitäten	Quartäre Ammoniumsalze
Toxikologie	Hochdisperses Siliciumdioxid ist auf der Haut und am Auge nicht reizend und verursacht keine Silikose.
Hinweise	Bei längerem oder unsachgemäßem Umgang wird eine unangenehme Trockenheit von Haut und Schleimhäuten beobachtet.

Tragant

Hydrogelbildner

Synonyme	Tragacantha, Traganth
Verwendung	Gelbildner, Stabilisator
Löslichkeit	Unlöslich in Ethanol 96 % und organischen Lösungsmitteln; in Wasser nur teilweise löslich, in Konzentrationen > 2 % entstehen strukturviskose Schleime
Rezeptierbarer pH-Bereich	4 bis 8 (Optimum bei 5)
Übliche Konzentration	0,6 bis 2 %
Eigenschaften	Weiße oder schwach gelbliche, durchscheinende, geruchlose Substanz mit schleimigem Geschmack, stückig oder als Pulver
Inkompatibilitäten	Kationen, Acriflavin(-salze), Benzalkoniumchlorid, Gentianaviolett (Methylrosaniliniumchlorid), Chloramphenicol(-salze), Neomycinsulfat
Toxikologie	Tragant gilt als nicht toxisch und nicht reizend, kann jedoch allergische Reaktionen auslösen.
Hinweise	Bei der Zubereitung von Tragant-Gelen wird zur rascheren Quellung Tragant häufig mit Ethanol bzw. Glycerol angerieben. Erst danach wird das Wasser langsam hinzugegeben | Die Konsistenz der resultierenden Gele ist gegenüber pH-Verschiebungen recht empfindlich | Aufgrund möglicher starker mikrobieller Verunreinigung des Ausgangstoffs wird empfohlen, traganthaltige Produkte ggf. zu autoklavieren. Dies kann zu einer Abnahme der Viskosität führen | Bei wässrigen Zubereitungen Konservierung mit 0,1 % Benzoesäure, Natriumbenzoat oder 0,2 % einer Mischung aus Methyl- und Propyl-4-hydroxybenzoat [3+1].

Mannitol

Füllmittel

Synonyme	Mannitolum, Mannit, D-Mannitol
Verwendung	Füllmittel in Hartgelatinekapseln, Bindemittel, Isotonisierungsmittel, Süßungsmittel
Löslichkeit	Leicht löslich in Wasser; löslich in Glycerol; sehr schwer löslich in Ethanol 96 %; unlöslich in Chloroform, Ether, Petrolether
Zusammensetzung Kapselfüllmittel (NRF)	Mannitol (gepulvert): 99,5 Teile Hochdisperses Siliciumdioxid (200 m^2/g): 0,5 Teile Die Bestandteile werden in einer ausreichend großen, rauen Reibschale unter Abschaben so lange verrieben, bis das Pulver eine Schüttdichte zwischen 0,475 g/ml und 0,525 g/ml aufweist.
Übliche Konzentration	Als Füllmittel: häufig ad 100 % Als Isotonisierungsmittel: ad 286 mosmol/kg
Eigenschaften	Weißes bis fast weißes, nicht hygroskopisches, geruchloses, süß schmeckendes, kristallines Pulver oder leicht fließende Körner
Inkompatibilitäten	Insbesondere in alkalischer Lösung Komplexbildung mit Eisen-, Kupfer-, Aluminium- und anderen Metallionen. Hochdisperses Siliciumdioxid im Kapselfüllmittel nach NRF bindet Wirkstoffe reversibel, sodass keine Inkompatibilitäten des Mannitol-Siliciumdioxid-Füllmittels mit Wirkstoffen bekannt sind.
Toxikologie	Mannitol ist als Lebensmittel eingestuft und als solches nicht toxisch.

Fortsetzung umseitig →

Hinweise

Um den angestrebten hohen Vermahlungsgrad mit vertretbarem Kraftaufwand erreichen zu können, ist eine möglichst große Reibschale bei geringer Füllung zu bevorzugen. Große Pulvermengen sind möglichst in Teilansätzen anzufertigen | Mit zunehmender Vermahlung verschlechtert sich das Fließverhalten, sinkt die Schüttdichte und vergrößert sich der Unterschied zwischen Schütt- und Stampfdichte | Für hygroskopische Wirkstoffe ist die Verreibung von Mannitol mit hochdispersem Siliciumdioxid als Kapselfüllmittel ungeeignet, da die Wirkstoff-Füllmittel-Verreibung rasch verklumpt. In diesen Fällen wird mikrokristalline Cellulose als Füllmittel empfohlen (▸ Karte 28) | Die isoosmotische Konzentration von Mannitol liegt bei 5,07 % | Die Substanz zeigt Polymorphie.

Mikrokristalline Cellulose

Füllmittel

Synonyme	Cellulosum microcristallinum, Mikrofeine Cellulose
Verwendung	Füllmittel in Hartgelatinekapseln
Löslichkeit	Praktisch unlöslich in Wasser, verdünnten Säuren, Aceton, wasserfreiem Ethanol, Toluol und den meisten anderen organischen Lösungsmitteln
Zusammensetzung Kapselfüllmittel (NRF)	Mikrokrist. Cellulose (Durchmesser < 100 µm): 99,5 Teile Hochdisperses Siliciumdioxid (200 m^2/g): 0,5 Teile Die Bestandteile werden in einer ausreichend großen glatten Schale unter Abschaben ohne Druck mit dem Pistill verrührt bis ein gleichmäßiges Pulver vorliegt. Klumpen größer als 1 mm dürfen nicht zu erkennen sein.
Übliche Konzentration	In der Regel ad 100 %
Eigenschaften	Weißes bis fast weißes, geruch- und geschmackloses, feines oder körniges Pulver
Inkompatibilitäten	Starke Oxidationsmittel, Phenole
Toxikologie	Mikrokristalline Cellulose ist nicht toxisch und wird nach oraler Aufnahme nicht aus dem Gastrointestinaltrakt resorbiert.
Hinweise	Mikrokristalline Cellulose ist dafür konzipiert, nicht mit dem Wirkstoff verrieben, sondern nur gemischt zu werden. Eine Verreibung ist bei der Partikelstruktur unangebracht | Als Hartkapselfüllmittel findet eine Verreibung von mikrokristalliner Cellulose mit hochdispersem Siliciumdioxid vor allem dann Verwendung, wenn die weit verbreitete Füllmittel-Verreibung von Mannitol mit hochdispersem Siliciumdioxid aufgrund der Hygroskopizität des Wirkstoffs nicht geeignet ist (▸ Karte 27).

Benzalkoniumchlorid

Konservierungsmittel

Synonyme	Benzalkonii chloridum, Alkylbenzyldimethylammonium-chlorid
Verwendung	Konservierungsmittel zur bevorzugten Verwendung in Ophthalmika, Inhalanda, Nasalia und Dermatika
Löslichkeit	Sehr leicht löslich in Wasser, Ethanol 96 %, Methanol, Propanol und Chloroform; wenig löslich in Benzol; unlöslich in Ether und unpolaren Kohlenwasserstoffen
Rezeptierbarer pH-Bereich	4 bis 8 (Optimum 7 bis 8)
Übliche Konzentration	0,005 bis 0,02 %
Eigenschaften	Weißes bis gelblich-weißes, hygroskopisches Pulver oder gelatineartige, gelblich-weiße Stücke mit bitterem Geschmack
Inkompatibilitäten	Agar-Agar, Bacitracin, Bentonit, Natriumalginat (Alginat, Alginsäureester), Natrium-Carboxymethylcellulose, Pektin, Tragant, Citrate, Tartrate, Salicylate, anionenaktive Emulgatoren, Nitrate, Elektrolyte in höheren Konzentrationen; hohe Sorptionsneigung an Grenzflächen und Membranfilter → Reduktion der antimikrobiellen Wirksamkeit
Toxikologie	In den zur Konservierung eingesetzten Konzentrationen gilt Benzalkoniumchlorid als nicht reizend und nicht allergen. Allerdings kommt es bei nasaler Applikation zur Beeinträchtigung des Flimmerepithels (vgl. NRF-Hinweis I.13.1.). Ferner gibt es immer wieder Berichte über Augenreizungen.
Hinweise	Synergistischer Effekt mit Zusatz von 0,1 % Natriumedetat | Eine wässrige Lösung gibt beim Schütteln reichlich Schaum | Verarbeitung in der Regel als edetathaltige Benzalkoniumchlorid-Stammlösung 0,1 % (vgl. NRF S.18.).

Benzoesäure/Natriumbenzoat

Konservierungsmittel

Synonyme	Acidum benzoicum, Benzolcarbonsäure, Carboxybenzol Natrii benzoas
Verwendung	Konservierungsmittel zur bevorzugten Verwendung in Dermatika, Rektalia, Vaginalia, Oralia sowie in Mund- und Rachentherapeutika
Löslichkeit	Benzoesäure: schwer löslich in Wasser (Löslichkeit 0,29 %); löslich in siedendem Wasser; leicht löslich in Ethanol 96 %, Aceton, Benzol, Chloroform und fetten Ölen Natriumbenzoat: leicht löslich in Wasser; wenig löslich in Ethanol 90 %
Rezeptierbarer pH-Bereich	≤ 5
Übliche Konzentration	Benzoesäure: 0,1 bis 0,5 % Natriumbenzoat: 0,15 bis 1,0 %
Eigenschaften	Weißes bis fast weißes, kristallines, schwach hygroskopisches Pulver mit zunächst süßlich-saurem, später kratzendem Geschmack
Inkompatibilitäten	Alkalien, mehrwertige Kationen Aktivitätsverluste durch quartäre Ammoniumverbindungen, Povidon, Methylcellulose, Gelatine, Glycerol, Proteine
Toxikologie	Unverdünnt stark haut- und augenreizend. Bei Einsatz als Konservierungsmittel nicht sensibilisierend. Keine Hinweise auf Mutagenität oder Kanzerogenität. Nicht geeignet für den Einsatz in der Pädiatrie (toxikologisch relevant) sowie für Ophthalmika, Nasalia, Inhalanda und die Applikation am verletzten Ohr
Hinweise	Wirkform von Natriumbenzoat ist die freie Säure → zu hohen pH-Wert ggf. durch wasserfreie Citronensäure senken.

Benzylalkohol

Konservierungsmittel

Synonyme	Alcohol benzylicus, Phenylmethanol, Phenylcarbinol
Verwendung	Konservierungsmittel zur bevorzugten Verwendung in Dermatika und Parenteralia
Löslichkeit	Löslich in Wasser (Löslichkeit ca. 4 %); mischbar mit Ethanol 96 %, Chloroform, Ether sowie fetten und ätherischen Ölen
Rezeptierbarer pH-Bereich	≤ 5
Übliche Konzentration	0,5 bis 2 %
Eigenschaften	Klare, farblose, ölige Flüssigkeit mit aromatischem Geruch und scharf brennendem Geschmack
Inkompatibilitäten	Oxidationsmittel, Amphotericin B Beschleunigung der Autoxidation von Fetten möglich
Toxikologie	Auf normaler Haut nicht reizend oder sensibilisierend, am Auge leicht reizend. Nicht geeignet für den Einsatz in der Pädiatrie (toxikologisch relevant).
Hinweise	Moderate Abwanderung in Lipidphasen | Lokalanästhetischer Effekt möglich.

Chlorhexidindiacetat/-digluconat

Konservierungsmittel

Synonyme	Chlorhexidini diacetas Chlorhexidini digluconas
Verwendung	Konservierungsmittel zur bevorzugten Verwendung in Dermatika, Ophthalmika, sowie in Mund- und Rachentherapeutika
Löslichkeit	Chlorhexidindiacetat: löslich in Ethanol 96 %; wenig löslich in Wasser (Löslichkeit 1,9 %); schwer löslich in Glycerol, Macrogolen und Propylenglycol; unlöslich in Ether und anderen unpolaren, organischen Lösungsmitteln Chlorhexidindigluconat: leicht löslich in Wasser (Löslichkeit > 70 %); wässrige Lösungen der Substanz (Ph. Eur.-Monographie) sind mischbar mit Ethanol, Glycerol und Propylenglycol
Rezeptierbarer pH-Bereich	5 bis 8 (Optimum 5 bis 6)
Übliche Konzentration	0,01 bis 0,1 %
Eigenschaften	Weißes bis fast weißes, mikrokristallines, geruchloses Pulver
Inkompatibilitäten	Tenside und andere anionenaktive Substanzen, Chloramphenicol, Fluorescein-Natrium, Penicillin, Sulfonamide, Tragant, Kupfersulfat, Natriumalginat, Carmellose-Natrium, Silbernitrat, Zinksulfat; in höherer Konzentration Bildung schwerlöslicher Salze mit Boraten, Carbonaten, Phosphaten, Sulfaten und Tartraten; Adsorption an Membranfilter und Verpackungsmaterial aus Glas und Kunststoff
Toxikologie	In zur Konservierung eingesetzten Konzentrationen nicht haut- oder augenreizend und nicht allergen. In Kosmetika wurden Konzentrationen bis 0,19 % als sicher bewertet. Es ist jedoch eine Zersetzung zu toxikologisch relevantem 4-Chloranilin möglich. Nicht geeignet für Auricularia, Nasalia (lokale Reizungen) und zur Wundbehandlung.
Hinweise	Verarbeitung in der Regel als Chlorhexidindiacetat-Stammlösung 0,1 % (vgl. NRF S.7.).

Chlorobutanol

Konservierungsmittel

Synonyme	Chlorobutanolum, Acetonchloroform, Chlorbutol
Verwendung	Konservierungsmittel zur bevorzugten Verwendung in Dermatika und Ophthalmika
Löslichkeit	Sehr leicht löslich in Ethanol 96 %, Aceton, Chloroform, Ether, Methanol und heißem Wasser; löslich in Glycerol 85 %, Olivenöl, Paraffinöl; schwer löslich in kaltem Wasser (Löslichkeit 0,8 %)
Rezeptierbarer pH-Bereich	≤ 5
Übliche Konzentration	0,05 bis 0,5 %
Eigenschaften	Weißes bis fast weißes, kristallines Pulver oder farblose Kristalle; leicht sublimierbar
Inkompatibilitäten	Alkalien, Menthol, Phenazon, Phenol, Thymol, Silbernitrat, teilweise Inaktivierung durch Povidon und Polysorbat 80; instabil in Polyethylenbehältnissen, hohe Sorptionsneigung an Gummistopfen
Toxikologie	In zur Konservierung eingesetzten Konzentrationen in Ophthalmika gilt Chlorobutanol als nicht reizend, allerdings wurde eine Allergisierungsrate von 10 bis 20 % ermittelt.
Hinweise	Die Substanz ist hydrolyseempfindlich und besitzt nur geringe chemische Stabilität → keine Hitzebehandlung! | Zubereitungen mit langer Verwendbarkeitsfrist sollten gepuffert werden, da bei der Zersetzung von Chlorobutanol H^+-Ionen entstehen, die zu einem pH-Shift führen können.

p-Hydroxybenzoesäureester

Konservierungsmittel

Synonyme	Parabene, Parahydroxybenzoate, PHB-Ester Am häufigsten eingesetzt werden Methyl-4-hydroxybenzoat und Propyl-4-hydroxybenzoat bzw. eine Mischung beider Ester im Verhältnis 3+1
Verwendung	Konservierungsmittel zur bevorzugten Verwendung in Dermatika, Rektalia, Vaginalia, Oralia, Inhalanda, Parenteralia sowie Mund- und Rachentherapeutika
Löslichkeit	Leicht löslich in Ethanol 96 %, Aceton, Propylenglycol und Methanol; wenig löslich in Glycerol, Lanolin; schwer löslich in Wasser Löslichkeit von Methyl-4-hydroxybenzoat in Wasser: 0,25 % Löslichkeit von Propyl-4-hydroxybenzoat in Wasser: 0,04 %
Rezeptierbarer pH-Bereich	1 bis 8,5 (Optimum 4 bis 6)
Übliche Konzentration	Methyl-4-hydroxybenzoat: 0,05 bis 0,2 % Propyl-4-hydroxybenzoat: 0,01 bis 0,03 % Mischung aus Methyl- und Propylester (3+1): 0,05 bis 0,1 %
Eigenschaften	Weißes bis fast weißes, geruchloses, kristallines Pulver oder farblose Kristalle, nicht hygroskopisch
Inkompatibilitäten	Oxidationsmittel, nichtionische Emulgatoren, Zuckeralkohole, Milchsäure, Essigsäure
Toxikologie	Der Kontakt mit dem Auge kann schmerzhaft sein. Auf Schleimhäuten kann es bei ständiger Anwendung zu Kontaktekzemen und Sensibilisierung kommen. Die Substanz wirkt allergisierend. Zwischen verschiedenen p-Hydroxybenzoesäureestern besteht eine Kreuzallergie. Etwa 20 % aller Allergiker reagieren positive auf p-Hydroxybenzoesäureester. Nicht geeignet für Ophthalmika und Nasalia (lokale Reizungen).

Fortsetzung umseitig →

Hinweise	Methyl-4-hydroxybenzoat zeigt einen synergistischen Effekt mit Propylenglycol | Propyl-4-hydroxybenzoat fällt bei Aufbewahrung im Kühlschrank aus | p-Hydroxybenzoesäureester zeigen eine sehr starke Abwanderungstendenz in die lipophile Phase → Konzentration in der wässrigen Phase sinkt | Verarbeitung in der Regel als Methyl-4-hydroxybenzoat-Konzentrat 15 % (m/V) (vgl. NRF S.34.).

Phenoxyethanol

Konservierungsmittel

Synonyme	Phenoxyethanolum, Phenoxetol
Verwendung	Konservierungsmittel zur bevorzugten Verwendung in Dermatika und Parenteralia
Löslichkeit	Mischbar mit Aceton, Ethanol 96 % und Glycerol; schwer löslich in Erdnussöl, Olivenöl, Paraffinöl und Wasser (Löslichkeit 2,3 %)
Rezeptierbarer pH-Bereich	pH-unabhängig
Übliche Konzentration	0,5 bis 2 %
Eigenschaften	Klare, farblose, schwach viskose Flüssigkeit mit schwachem, angenehmem Geruch und brennendem Geschmack
Inkompatibilitäten	Methylcellulose, Carboxymethylcellulose und Hydroxypropylmethylcellulose führen zu einer konzentrationsabhängigen Reduktion der antimikrobiellen Wirkung; nichtionische Tenside; Adsorption an PVC
Toxikologie	Phenoxyethanol gilt bei dermaler bzw. peroraler Applikation als nicht toxisch, nicht reizend, nicht phototoxisch und nicht sensibilisierend. Unverdünnt wirkt es augenreizend, in Konzentrationen < 2 % gilt es als augenverträglich.
Hinweise	Moderate Verteilung in die Lipidphase | Phenoxyethanol ist in wässriger Lösung recht stabil und kann autoklaviert werden.

Phenylmercuriborat/-nitrat

Konservierungsmittel

Synonyme	Phenylhydrargyri boras/nitras
Verwendung	Konservierungsmittel zur bevorzugten Verwendung in Ophthalmika
Löslichkeit	Löslich in Glycerol, Propylenglycol und fetten Ölen; schwer bis sehr schwer löslich in Wasser und Ethanol 96 %
Rezeptierbarer pH-Bereich	> 7 (Optimum 7 bis 9)
Übliche Konzentration	0,002 bis 0,005 %
Eigenschaften	Weißes bis schwach gelbliches, geruchloses, kristallines Pulver oder farblose, glänzende Plättchen
Inkompatibilitäten	Bromide, Iodide, Natrium-EDTA, anionische Emulgatoren, Stärke, Talkum, Natriummetabisulfit, Aluminium- und andere Metallsalze, Ammoniak, Ammoniumsalze, Aminosäuren, Bentonit, Celluloseester, Natriumalginat (Alginat, Alginsäureester)
Toxikologie	Es existieren kaum aktuelle Daten. Höhere Konzentrationen wirken stark hautreizend. Von der intravaginalen Anwendung wird abgeraten. Frühere Einsatzgebiete zur Konservierung von Injektionslösungen sowie als Antiseptikum zur Haut-, Wund- und Schleimhautdesinfektion werden als obsolet angesehen. Bei langfristiger Anwendung von mit organischen Quecksilberverbindungen konservierten Ophthalmika kann Quecksilber auf der Linse abgelagert werden (Mercuria lentis).
Hinweise	Organo-Quecksilberverbindungen sollten, wenn möglich, grundsätzlich vermieden werden.

Sorbinsäure/Kaliumsorbat

Konservierungsmittel

Synonyme	Acidum sorbicum, 2,4-Hexadiensäure Kalii sorbas, 2,4-Hexadiensäure-Kaliumsalz
Verwendung	Konservierungsmittel zur bevorzugten Verwendung in Dermatika, Rektalia, Vaginalia, Oralia, sowie in Mund- und Rachentherapeutika
Löslichkeit	Sorbinsäure: leicht löslich in Ethanol 96 %; löslich in Aceton, Chloroform, Ether und Isopropanol; schwer löslich in Wasser (Löslichkeit 0,16 %), Glycerol Kaliumsorbat: leicht löslich in Wasser und Propylenglycol; schwer löslich in Ethanol 96 %; unlöslich in Benzol und fetten Ölen
Rezeptierbarer pH-Bereich	3,5 bis 5,5
Übliche Konzentration	Sorbinsäure: 0,05 bis 0,2 % Kaliumsorbat: 0,07 bis 0,3 %
Eigenschaften	Weißes bis fast weißes, kristallines Pulver mit leichtem, charakteristischem Geruch
Inkompatibilitäten	Alkalien, Oxidations- und Reduktionsmittel; mögliche Aktivitätsverluste durch Packmittel aus PE, PVC und Glas
Toxikologie	Sorbinsäure und Kaliumsorbat sind nicht sensibilisierend. Bei Konzentrationen > 2,5 % kann die dermale Applikation bei empfindlichen Personen vorübergehend zu Hautrötungen führen. Nicht geeignet für Ophthalmika, Nasalia und Inhalanda.
Hinweise	Oxidative Zersetzung der freien Säure (→ Lichtschutz) | Sorbinsäure ist wasserdampfflüchtig | Wirkform von Kaliumsorbat ist die freie Säure → zu hohen pH-Wert ggf. durch wasserfreie Citronensäure senken (meist entsprechen 2 Teile Kaliumsorbat 1 Teil wasserfreier Citronensäure).

Thiomersal

Konservierungsmittel

Synonyme	Thiomersalum, Mercurithiolat
Verwendung	Konservierungsmittel zur bevorzugten Verwendung in Ophthalmika und vereinzelt in Parenteralia
Löslichkeit	Leicht löslich in Wasser; wenig löslich bis löslich in Ethanol 96 %; praktisch unlöslich in Dichlormethan, Benzol, Ether, Toluol
Rezeptierbarer pH-Bereich	< 7 (Optimum 4 bis 7)
Übliche Konzentration	0,001 bis 0,01 %
Eigenschaften	Weißes bis fast weißes, kristallines Pulver
Inkompatibilitäten	Schwermetall(-salze), Silbersalze/-verbindungen, Säuren, Phenylquecksilberverbindungen, quartäre Ammoniumverbindungen, Kaliumiodid, Aluminium(-salze), Lecithin, Proteine
Toxikologie	Bei dermaler Applikation sind vermehrt allergische Hautreaktionen aufgetreten. Bei systemischer Anwendung penetriert Thiomersal intakte Membranen gut. Vergiftungen mit letalem Ausgang sind nach parenteraler und topischer Applikation beschrieben. Thiomersal wird daher praktisch nur noch in Ophthalmika und vereinzelt in Parenteralia eingesetzt. Es wurden allergische Konjunktivitiden beschrieben. Bei langfristiger Anwendung von mit organischen Quecksilberverbindungen konservierten Ophthalmika kann Quecksilber auf der Linse abgelagert werden (Mercuria lentis).
Hinweise	Organo-Quecksilberverbindungen sollten, wenn möglich, grundsätzlich vermieden werden | Verarbeitung in der Regel als Thiomersal-Stammlösung 0,02 % (vgl. NRF S.4.).

Ethanol

Lösemittel

Synonyme	Ethanolum, Ethylalkohol, Weingeist, Spiritus, Branntwein
Verwendung	Lösemittel und Cosolvens, Extraktionsmittel, Penetrationsbeschleuniger bei dermaler Applikation, Desinfiziens, Konservierungsmittel
Mischbarkeit	Mischbar mit Wasser, Dichlormethan, Chloroform, Ether, Methanol und anderen niederen Alkoholen. Mit gängigen organischen Lösungsmitteln ist es unbegrenzt mischbar, sowohl mit unpolaren, aliphatischen und Fluorkohlenwasserstoffen, als auch mit polaren, wie z. B. Glycol oder Glycerol. Daneben besitzt es ein hervorragendes Lösungsvermögen für eine Vielzahl organischer Feststoffe.
Siedepunkt	Etwa 78 °C
Übliche Konzentration	Als Lösemittel: meist 60 bis 96 % Als Desinfektionsmittel: ≥ 70 %, besser 80 % Als Konservierungsmittel: ≥ 17 %
Eigenschaften	Klare, farblose, flüchtige, entflammbare, hygroskopische Flüssigkeit mit schwachem, charakteristischem Geruch
Inkompatibilitäten	Starke Oxidationsmittel, wie etwa Kaliumpermanganat (insbesondere im Sauren); bei höheren Ethanolkonzentrationen möglicherweise Ausfällung von organischen Salzen oder Polymeren
Toxikologie	Die Toxizität von Ethanol wird als gering bis sehr gering eingestuft. Die tägliche orale Aufnahme von bis zu 7 Gramm gilt als unbedenklich. Ethanol gilt als nicht allergen und nicht hautreizend, die konzentrationsabhängige Reizung der Schleimhäute ist reversibel.

Fortsetzung umseitig →

Hinweise	Beim Mischen mit Wasser tritt Erwärmen und Volumenkontraktion ein | Gemische von Ethanoldämpfen mit Luft oder Sauerstoff sind explosiv | Ethanol wird zur Desinfektion der Haut vor Injektionen sowie zur hygienischen Händedesinfektion – nicht jedoch zur Desinfektion großflächiger offener Wunden – eingesetzt | Für Kühlumschläge wird Ethanol mit gleichen Teilen Wasser verdünnt.

Glycerol

Lösemittel

Synonyme	Glycerolum, Glycerin, 1,2,3-Propantriol
Verwendung	Lösemittel und Cosolvens, Feuchthaltemittel, Konsistenzgeber, Süßungsmittel, mildes, osmotisch wirkendes Laxans
Mischbarkeit	Mischbar mit Wasser, Ethanol 96 % und Methanol; schwer löslich in Aceton; praktisch unlöslich in Benzol, Chloroform sowie fetten und ätherischen Ölen
Siedepunkt	290 °C
Übliche Konzentration	Als Lösemittel: meist bis zu 85 %, vereinzelt bis zu 100 % Als Feuchthaltemittel: ≤ 30 % Als Cosolvens: ≤ 30 %, in Parenteralia ≤ 5 %
Eigenschaften	Farblose bis fast farblose, klare, sich fettig anfühlende, geruchlose, sirupartige, sehr hygroskopische Flüssigkeit von süßem Geschmack
Inkompatibilitäten	Starke Oxidationsmittel wie etwa Kaliumpermanganat (Explosionsgefahr!), Borax (Natriumtetraborat), Verfärbung in Gegenwart von Licht mit Zinkoxid und basischem Bismutnitrat, Inaktivierung von Penicillin; Reduktion der antimikrobiellen Wirksamkeit von Benzoesäure/Natriumbenzoat
Toxikologie	Glycerol gilt als nicht toxisch und nicht reizend. Es wird im Gastrointestinaltrakt rasch resorbiert und zu Kohlendioxid verstoffwechselt oder in Körperfett eingebaut. Berichte über schädliche Wirkungen während der Schwangerschaft und der Stillzeit sind nicht bekannt.
Hinweise	Glycerol ist stark hygroskopisch | Bei starkem Erhitzen kommt es zur Zersetzung unter Bildung von Acrolein | In Konzentrationen ≤ 20 % kommt es zur Dehydratation von Bakterien und damit zu einem schwach desinfizierenden Effekt.

Isopropanol

Lösemittel

Synonyme	Alcohol isopropylicus, Isopropylalkohol, 2-Propanol
Verwendung	Lösemittel und Cosolvens, Extraktionsmittel, Granulierflüssigkeit, Desinfektionsmittel, Konservierungsmittel
Mischbarkeit	Mischbar mit Wasser, Ethanol 96 %, Glycerol, Methanol und anderen niederen Alkoholen, Ether, Petrolether, Dichlormethan, Chloroform und Toluol; nicht mischbar mit Salzlösungen
Siedepunkt	Etwa 82 °C
Übliche Konzentration	Als Löse-/Extraktionsmittel: bis zu 100 % Als Konservierungsmittel: ≤ 15 % Als Desinfektionsmittel: 70 bis 85 %
Eigenschaften	Klare, farblose, entflammbare, leicht flüchtige, hygroskopische Flüssigkeit mit charakteristischem, alkoholischem Geruch und bitterem Geschmack
Inkompatibilitäten	Starke Oxidationsmittel, insbesondere Salpetersäure und Wasserstoffperoxid
Toxikologie	Isopropanol gilt als nicht hautreizend und nicht allergen, wenngleich vereinzelt von Sensibilisierung beim Menschen berichtet wird. Aufgrund konzentrationsabhängiger Reizung ist die Anwendung auf Schleimhäuten eingeschränkt. Es ist für äußerlich anzuwendende Mund- und Zahnpflegemittel zugelassen. Die innerliche Anwendung ist aus toxikologischen Gründen stark limitiert.
Hinweise	Isopropanol wird an Stelle von Ethanol als Lösungsmittel in Zubereitungen zur topischen Anwendung verwendet, wobei der Einsatz bei wiederholtem Gebrauch durch die merklich entfettende Wirkung begrenzt ist | Gemische von Isopropanoldämpfen mit Luft oder Sauerstoff sind explosiv | Der als unangenehm und störend empfundene Geruch kann durch Zugabe von 0,2 bis 1 % Aceton, Ethylacetat, Butylacetat, Diethylether oder Methylethylketon maskiert werden.

Mittelkettige Triglyceride

Lösemittel

Synonyme	Triglycerida saturata media, Miglyol, Medium-Chain Triglycerides (MCT), Neutralöl
Verwendung	Lösemittel und Cosolvens, lipophile Emulsionsphase
Mischbarkeit	Mischbar mit Dichlormethan, Ethanol 96 %, Petrolether, Aceton, Benzol, Chloroform, Ether und fetten Ölen; praktisch unlöslich in Wasser
Zusammensetzung	Gemisch von Triglyceriden gesättigter Fettsäuren, hauptsächlich Caprylsäure (Octansäure) und Caprinsäure (Decansäure)
Übliche Konzentration	Bis zu 100 %
Eigenschaften	Farblose bis schwach gelbliche, geruch- und geschmacklose, ölige Flüssigkeit
Inkompatibilitäten	Packmittel aus Polystyrol (PS) und Polyethylen niedriger Dichte (PE-LD, LDPE)
Toxikologie	Mittelkettige Triglyceride sind nicht toxisch und nicht haut- oder augenreizend.
Hinweise	Gutes Lösungs-/Dispersionsmedium für Suspensionen und Säfte, die wasserempfindliche Antibiotika enthalten | Aufgrund der gesättigten Fettsäuren unterliegen Mittelkettige Triglyceride keinem Fettverderb | Bei Zutritt von Feuchtigkeit kann jedoch durch Befall mit Mikroorganismen eine enzymatische Spaltung eintreten, die sich durch den unangenehmen Geruch freier Fettsäuren bemerkbar macht. Emulsionen, die Mittelkettige Triglyceride enthalten, sollten daher ggf. konserviert werden.

Propylenglycol

Lösemittel

Synonyme	Propylenglycolum, 1,2-Propandiol
Verwendung	Lösemittel und Cosolvens, Feuchthaltemittel in halbfesten Zubereitungen, Konservierungsmittel
Mischbarkeit	Mischbar mit Wasser, Ethanol 96 %, Glycerol, Methanol und anderen niederen Alkoholen, Aceton und ätherischen Ölen; unlöslich in fetten Ölen und Paraffinöl
Siedepunkt	186 bis 188 °C
Übliche Konzentration	Als Lösemittel und Cosolvens: bis zu 50 % (abhängig von Darreichungsform und Applikationsart) Als Feuchthaltemittel in halbfesten Zubereitungen: ≤ 15 % Als Konservierungsmittel: ≥ 20 %
Eigenschaften	Klare, farblose, viskose, geruchlose, hygroskopische Flüssigkeit mit süßlich-scharfem Geschmack
Inkompatibilitäten	Starke Oxidationsmittel wie etwa Kaliumpermanganat
Toxikologie	Dermal soll reines Propylenglycol gelegentlich allergische Reaktionen auslösen; Tests an Hautkranken ergaben eine Sensibilisierungsquote von 4 bis 5 %. Zur Vermeidung hautirritierender Wirkungen sollte der Propylenglycol-Gehalt möglichst niedrig (< 20 %) liegen. Unverdünntes Propylenglycol ist zwar weniger toxisch als andere Glycole, jedoch erzeugt es lokale Reizungen bei Einwirkung auf Schleimhäute und bei subkutaner oder intramuskulärer Injektion. Nach peroraler Aufnahme erfolgt rasche Resorption und Verstoffwechselung zu Brenztraubensäure. Als Lebensmittelzusatzstoff gilt laut WHO eine täglich Aufnahme von 25 mg/kg KG als unbedenklich.

Fortsetzung umseitig →

Hinweise

Propylenglycol dient zur Herstellung von oralen Lösungen, Sirupen, Ohrentropfen und Injektionspräparaten für solche Stoffe, die in Wasser unzureichend löslich oder nicht haltbar sind, z. B. für einige Vitamine, Glykoside, Steroide, Barbiturate, Alkaloide, Chloramphenicol, Paracetamol, ätherische Öle und Farbstoffe | Propylenglycol fördert die Emulsionsbildung in W/O-Emulsionen und zeigt einen synergistischen Effekt bei der Konservierung mit p-Hydroxybenzoesäureestern.

Wasser, gereinigtes

Lösemittel

Synonyme	Aqua purificata
Verwendung	Lösemittel für die Herstellung von Arzneimitteln, die weder steril noch pyrogenfrei sein müssen
Mischbarkeit	Mischbar mit den meisten polaren Lösungsmitteln wie niederen Alkoholen, Carbonsäuren und Aceton; unlöslich in Kohlenwasserstoffen, aliphatischen Estern und Ether
Siedepunkt	100 °C
Übliche Konzentration	Bis zu 100 %
Eigenschaften	Klare, farblose, geruch- und geschmacklose Flüssigkeit
Inkompatibilitäten	Hydrolyse-empfindliche Wirkstoffe, heftige Reaktion mit Alkalimetallen und deren Oxiden
Toxikologie	Wasser ist nicht toxisch. Es stellt das wichtigste Lebensmittel dar. Auftretende toxikologische Probleme sind in aller Regel auf mangelnde (mikrobiologische) Qualität des Ausgangsstoffs zurückzuführen.
Hinweise	Gereinigtes Wasser ist mikrobiell anfällig und deshalb vor der Verarbeitung abzukochen (Siedezeit ≥ 5 Minuten). Die Verwendbarkeitsfrist von frisch abgekochtem Wasser beträgt max. 24 Stunden | Konserviertes Wasser wird durch Zusatz von 0,075 % Methyl-4-hydroxybenzoat und 0,025 % Propyl-4-hydroxybenzoat hergestellt (vgl. NRF S.6.) | Die Qualität von gereinigtem Wasser verschlechtert sich bei Vorratshaltung beträchtlich, vor allem infolge Befalls durch Mikroorganismen und Herauslösens von Bestandteilen des Materials der Aufbewahrungsgefäße | Laut EMA ist die Verwendung von gereinigtem Wasser für alle nichtsterilen Produkte, mit Ausnahme einiger Zubereitungen zur Vernebelung, ausreichend. Dies gilt auch für die Herstellung von Augen-, Nasen- und Ohrentropfen.

Citronensäure/Citratpuffer

pH-Korrigens

Synonyme	Acidum citricum	
Verwendung	pH-Korrigens in flüssigen und halbfesten Arzneiformen Häufige Einsatzgebiete: Citronensäure zur pH-Einstellung bei Konservierung mit Natriumbenzoat oder Kaliumsorbat und zur Neutralisation basischer Verunreinigungen in Dexpanthenol. Natriumcitrat zur gezielten Fällung von Tetracyclin- bzw. Oxytetracyclinhydrochlorid. Als Citratpuffer (meist pH 4,2) zur Stabilisierung Hydrolyse-empfindlicher Corticosteroide (z. B. Betamethason-17-valerat, Clobetasol-17-propionat und Dexamethason).	
Säure und korrespondierende Base	Wasserfreie Citronensäure (oder Citronensäure-Monohydrat)	pK_S = 3,7/4,7/6,4 mittelstarke, dreiwertige Carbonsäure
	Natriumcitrat-Dihydrat	pK_S = 3,7/4,7/6,4 basisch reagierender, kristalliner Feststoff
Löslichkeit	Sehr leicht löslich in Wasser; leicht löslich in Ethanol 96 %	
pH-Wert	Konzentrationsabhängig; bei Verwendung eines Puffers von Natriumcitrat-Dihydrat-Lösung 0,5 % (m/m) und Citronensäure-Lösung 0,5 % (m/m) zu gleichen Teilen: pH = 4,2	
Übliche Konzentration	Abhängig von den Puffereigenschaften der Zubereitung und dem gewünschten pH-Wert; bei Verwendung eines Citratpuffers meist 5 %, bezogen auf die Gesamtmasse der Zubereitung.	
Eigenschaften	Weißes bis fast weißes, geruchloses kristallines Pulver, farblose Kristalle oder Körner, mit stark saurem Geschmack	
Inkompatibilitäten	Oxidations- und Reduktionsmittel, Benzalkoniumchlorid, Kaliumtartrat, Alkali- und Erdalkalicarbonate bzw. -hydrogencarbonate, -acetate und -sulfide	

Fortsetzung umseitig →

Toxikologie	Citronensäure und Natriumcitrat sind in Lebensmitteln enthalten und gelten als nicht toxisch und nicht allergen. Im Körper werden die Substanzen über den Citronensäurezyklus verstoffwechselt.
Hinweise	Aufgrund ziliartoxischer Effekte sollten Citratpuffer in nasal applizierten Darreichungsformen nicht verwendet werden.

Milchsäure/Lactatpuffer

pH-Korrigens

Synonyme	Acidum lacticum	
Verwendung	pH-Korrigens in flüssigen und halbfesten Arzneiformen Häufige Einsatzgebiete: Milchsäure zur gezielten Fällung von Ciclopirox aus basisch reagierendem Ciclopirox-Olamin; zur Erhöhung der Löslichkeit von Ketoconazol durch Salzbildung. Als Lactatpuffer zur sauren Pufferung von Harnstoff-Zubereitungen und Vaginalgelen.	
Säure und korrespondierende Base	Milchsäure (90 %)	pK_S = 3,9 Flüssigkeit mit 10 % Wasseranteil, einwertige Carbonsäure
	Natriumlactat-Lösung (50 %)	pK_S = 3,9 50%ige wässrige Lösung, reagiert etwa pH-neutral
Löslichkeit	Mischbar mit Wasser, Ethanol 96 %, Glycerol und Ether	
pH-Wert	Konzentrationsabhängig; bei Verwendung eines Puffers von Milchsäure 90 % (m/m) und Natriumlactat-Lösung 50 % (m/m) im Verhältnis 1+4: pH = 4,2	
Übliche Konzentration	Abhängig von den Puffereigenschaften der Zubereitung und dem gewünschten pH-Wert; bei Verwendung eines Lactatpuffers meist 5 %, bezogen auf die Gesamtmasse der Zubereitung.	
Eigenschaften	Klare, farblose bis schwach gelbe, geschmacklose, sirupartige, nicht flüchtige Flüssigkeit	
Inkompatibilitäten	Oxidationsmittel, Iodide, Albumin	
Toxikologie	In konzentrierter Form ist Milchsäure stark haut- und augenreizend. Milchsäure ist nicht allergen und wird im Gastrointestinaltrakt schnell über den Kohlenhydratstoffwechsel abgebaut. Kaum Resorption über die Haut.	

Fortsetzung umseitig →

Hinweise Als Lactatpuffer werden meist Milchsäure 90 % (m/m) und Natriumlactat-Lösung 50 % (m/m) im Verhältnis 1+4 (pH = 4,2) in 5%iger Konzentration, bezogen auf die Gesamtmasse der Zubereitung, verwendet.

Natriumhydroxid

pH-Korrigens

Synonyme	Natrii hydroxidum
Verwendung	pH-Korrigens in flüssigen und halbfesten Arzneiformen CAVE: Natriumhydroxid darf in Arzneimitteln nur in stark verdünnter Lösung bzw. in Kombination mit neutralisierenden Agenzien eingesetzt werden. Häufige Einsatzgebiete: Neutralisation von Polyacrylsäure (z. B. in Carbomer-Gelen) pH-Einstellung von stark sauer reagierendem Povidon-Iod Salzbildung zur Erhöhung der Löslichkeit bei Natriumedetat-Lösung (vgl. NRF 27.2.).
Base	$pK_s \approx 14$ Stark basisch reagierende Plätzchen
Löslichkeit	Sehr leicht löslich in Wasser; leicht löslich in Ethanol 96 % und Methanol; löslich in Glycerol
pH-Bereich	Konzentrationsabhängig; eine 0,05%ige Natronlauge hat einen pH-Wert von ca. 12.
Übliche Konzentration	Abhängig von den Puffereigenschaften der Zubereitung und dem gewünschten pH-Wert.
Eigenschaften	Weiße bis fast weiße, kristalline Masse in Form von Plätzchen, Stäbchen oder Platten. Aus der Luft zieht die Substanz schnell Feuchtigkeit und Kohlendioxid an (Bildung von Natriumcarbonat).
Inkompatibilitäten	pH-abhängige Inkompatibilitäten mit Substanzen, die keinen oder nur begrenzten Alkalienzusatz tolerieren; natriumhydroxidhaltige Zubereitungen sollten nicht in Behältnissen aus PET oder Glas, sondern in Behältnissen aus PP oder PE gelagert/abgegeben werden.

Fortsetzung umseitig →

Toxikologie	Die Toxizität von Natriumhydroxid beruht vor allem auf den ätzenden Eigenschaften der Substanz und ist daher stark konzentrationsabhängig. Konzentrationen ab 1 % führen lokal zur Schwellung und Verflüssigung des Gewebes, höhere Konzentrationen zu tiefen Nekrosen → Einsatz stark verdünnt oder zur Neutralisation.
Hinweise	Starke Wärmeentwicklung beim Lösen von Natriumhydroxid in Wasser.

Trometamol

pH-Korrigens

Synonyme	Trometamolum
Verwendung	pH-Korrigens in flüssigen und halbfesten Arzneiformen Häufige Einsatzgebiete: Neutralisation von Polyacrylsäure (Carbomere), insbesondere in alkoholhaltigen Gelen pH-Einstellung in Ophthalmika Teilneutralisation von Milchsäure als Wirkstoff
Base	$pK_S = 8{,}2$ (korrespondierend zur basischen Aminfunktion) Stark basisch reagierender, kristalliner Feststoff
Löslichkeit	Leicht löslich in Wasser; wenig löslich in Ethanol 96 %; sehr schwer löslich in Ethylacetat
pH-Bereich	Konzentrationsabhängig; bei Abwesenheit jeglicher anderer pH-aktiver Substanzen gilt näherungsweise: $pH = 7 + \frac{1}{2}(pK_S + \lg c)$
Übliche Konzentration	Abhängig von den Puffereigenschaften der Zubereitung und dem gewünschten pH-Wert.
Eigenschaften	Weißes bis fast weißes, kristallines Pulver oder farblose Kristalle mit schwachem, charakteristischem Geruch
Inkompatibilitäten	Benzylpenicillin
Toxikologie	In Reinform kann Trometamol Hautreizungen und schwere Augenreizungen verursachen. In den üblicherweise zur pH-Wert-Einstellung von Rezepturen eingesetzten Konzentrationen gilt die Substanz als gut verträglich.
Hinweise	Trometamol ist auch zur Einstellung des pH-Werts in nasal applizierten Darreichungsformen geeignet | In Grundlagen die herstellerseitig gepuffert sind, gelingt eine Verschiebung des pH-Werts durch den Zusatz praktikabler Trometamol-Mengen meist nicht.

Talkum

Pudergrundlage

Synonyme	Talcum, Talk, Seifenstein
Verwendung	Pudergrundlage, Gleitmittel
Löslichkeit	Praktisch unlöslich in Wasser, Ethanol 96 %, verdünnten Säuren und verdünnten Alkalihydroxid-Lösungen
Zusammen-setzung	Die chemische Zusammensetzung der reinen Substanz ist $Mg_3Si_4O_{10}(OH)_2$. Die Substanz kann unterschiedliche Mengen vergesellschafteter Mineralien enthalten, unter denen wasserhaltige Aluminium- und Magnesiumsilicate, Magnesit (Magnesiumcarbonat), Calcit (Calciumcarbonat) und Dolomit (Calcium- und Magnesiumcarbonat) vorherrschen. Talkum gehört zu den Dreischichtsilikaten. In diesen sind jeweils Lagen aus zwei tetraedrisch koordinierten Dikieselsäureschichten und einer dazwischenliegenden oktaedrisch koordinierten Magnesiumhydroxidschicht periodisch angeordnet. Benachbarte Kieselsäureschichten sind nur durch schwache Van-der-Waals-Kräfte miteinander verbunden, woraus auch die Eignung als Gleitmittel resultiert.
Übliche Konzentration	Als Pudergrundlage: bis zu 100 % Als Gleitmittel: 1 bis 5 %
Eigenschaften	Leichtes, weißes bis fast weißes, homogenes, fettig anzufühlendes, nicht scheuerndes, nicht hygroskopisches, geruchloses Pulver
Inkompatibilitäten	Quartäre Ammoniumverbindungen
Toxikologie	Auf offenen Wunden bildet Talkum Granulome. Unabhängig davon gilt die Substanz als nicht toxisch und nicht reizend. Talkum darf nicht inhaliert werden; nach oraler Aufnahme wird es nicht resorbiert.
Hinweise	Aufgrund einer potenziellen mikrobiellen Kontamination wird empfohlen, den Ausgangsstoff vor Verwendung mit Hitze zu sterilisieren.

Weißer Ton

Pudergrundlage

Synonyme	Kaolinum ponderosum, Bolus alba, Kaolin, Porzellanerde, Porzellanton
Verwendung	Pudergrundlage, Adsorptionsmittel
Löslichkeit	Praktisch unlöslich in Wasser und organischen Lösungsmitteln
Zusammensetzung	Weißer Ton enthält hauptsächlich das Zweischichtsilikat Kaolin, dessen Kristalle jeweils aus einer Silicium-Tetraederschicht und einer mit dieser kondensierten Aluminiumhydroxid-Oktaederschicht aufgebaut sind. Als Summenformel wird $Al_2Si_2O_5(OH)_4$ angegeben. Je nach Fremdionengehalt ist er mehr oder weniger gefärbt.
Übliche Konzentration	Als Pudergrundlage bis zu ad 100 %
Eigenschaften	Weißes bis schwach grauweißes, feines, geruchloses, fettig anzufühlendes Pulver mit erdigem Geschmack
Inkompatibilitäten	Eine Adsorption wurde für Konservierungsmittel und folgende Wirkstoffe beschrieben: Amoxicillin, Ampicillin, Cimetidin, Clindamycin, Digoxin, Lincomycin, Phenytoin, Tetracyclin, Warfarin
Toxikologie	Weißer Ton ist nicht toxisch und nicht reizend. Er wird nach oraler Aufnahme nicht aus dem Gastrointestinaltrakt resorbiert und ist als Lebensmittelzusatzstoff zugelassen.
Hinweise	Weißer Ton zeigt ausgeprägte hydrophile Eigenschaften und weist daher eine hohe Saugfähigkeit für Wasser und hydrophile Flüssigkeiten auf, ohne sich darin zu lösen | Weißer Ton zeichnet sich durch ein hohes Deckvermögen, gutes Haftvermögen und leichte Abwaschbarkeit aus | Weißer Ton ist auch ein gutes Dispergierhilfsmittel für Suspensionen. Seine sedimentationsverzögernde Wirkung kann durch einen Zusatz von 0,25 bis 0,5 % Sorbitanoleat (Span® 80) verbessert werden.

Glycerol-Gelatine-Wasser-Mischung

Suppositorien/Globuli-Grundmasse

Synonyme	–
Verwendung	Grundmasse für rektale und vaginale Arzneizubereitungen
Löslichkeit	Unter Erwärmen ist die Mischung prinzipiell in Wasser und anderen hydrophilen Lösungsmitteln löslich. Bei niedrigen Temperaturen erfolgt zunächst nur eine Quellung. Während der Lagerung geht die Fähigkeit, sich im wässrigen Milieu aufzulösen, mitunter verloren.
Zusammensetzung	Üblicherweise wird eine Mischung von 1 Teil Gelatine, 2 Teilen Wasser und 5 Teilen Glycerol verwendet. Gelatine ist ein gereinigtes Protein, das entweder durch partielle saure (Typ A), partielle alkalische (Typ B) oder enzymatische Hydrolyse aus Kollagen von Tieren gewonnen wird. Pharmazeutisch verwendete Gelatine ist in der Regel ein Gemisch der beiden Typen A und B. Zu den Eigenschaften von Glycerol und Wasser → siehe Einzelmonographien der entsprechenden Substanzen.
Schmelzverhalten	Glycerol-Gelatine-Wasser-Mischungen besitzen keinen exakten Schmelzpunkt, vielmehr kommt es zu einer kontinuierlichen Erweichung, die von der Zusammensetzung der Mischung und der verwendeten Gelatine bestimmt wird.
Eigenschaften	Transparentes, elastisches, bei Raumtemperatur formbeständiges Hydrogel, das sich bei Körpertemperatur verflüssigt
Inkompatibilitäten	Die beiden Gelatinetypen A (kationisch) und B (anionisch) sind mit jeweils entgegengesetzt geladenen Arzneistoffen inkompatibel. Unabhängig vom Gelatinetyp sind Glycerol-Gelatine-Wasser-Mischungen inkompatibel mit Salicylsäure, Tannin und gerbstoffhaltigen Zubereitungen, Aluminium- und Ammoniumsalzen, Aldehyden, Chloralhydrat, Penicillin, Neomycinsulfat, Vancomycinhydrochlorid, stärkeren Säuren und Alkalien, sowie starken Oxidationsmitteln wie etwa Kaliumpermanganat oder Borax (Natriumtetraborat).

Fortsetzung umseitig →

Toxikologie

Die Einzelbestandteile Glycerol, Gelatine und Wasser gelten als nicht toxisch. Aufgrund des Wassergehalts ist die mikrobiologische Stabilität jedoch problematisch. Die Verpackung sollte kontaminationssicher schließen. Gegebenenfalls muss konserviert werden, z. B. mit 0,15 % p-Hydroxybenzoesäureestern.

Hinweise

Zur Herstellung wird die gepulverte Gelatine in Wasser gegeben und nach ca. 20 min mit Glycerol versetzt. Anschließend wird auf dem Wasserbad unter Rühren erwärmt, bis die Gelatine gelöst ist. Hierbei darf die Temperatur 65 °C nicht übersteigen. Während des Erwärmens verdampftes Wasser ersetzen. Wirkstoffe werden in die noch warme Grundmasse eingearbeitet | Beim Auflösen der Gelatine sowie beim Rühren der Glycerol-Gelatine möglicherweise entstehende Luftblasen, sollten vermieden werden, da sie die Festigkeit der Arzneiformen beeinträchtigen. Tipp: Die warme Lösung zum Entweichen der Blasen etwas stehen lassen | Die Suppositorien/Globuli dürfen nicht zu früh aus den Formen entnommen werden, da die Festigkeit mitunter erst nach Stunden vollständig erreicht ist | Mit Zunahme des Glycerolanteils erfolgt eine wesentliche Erhöhung der Konsistenz, dennoch sollte der Glycerolanteil in Zäpfchenmassen auf Gelatinebasis möglichst niedrig sein, da Glycerol in höherer Konzentration laxierend wirkt | Die Applikation der elastischen Glycerol-Gelatine-Zäpfchen kann Schwierigkeiten bereiten, weshalb für die Suppositorien-/Globuli-Herstellung heute vermehrt andere Grundmassen eingesetzt werden.

Hartfett

Suppositoriengrundlage

Synonyme	Adeps solidus, Neutralfett
Verwendung	Grundmasse für rektale und vaginale Arzneizubereitungen; Konsistenzgeber bei der Salben- bzw. Cremeherstellung
Löslichkeit	Leicht löslich in vielen lipophilen Lösungsmitteln; praktisch unlöslich in Wasser; schwer löslich in Ethanol 96 %; Die Löslichkeitseigenschaften der Substanz sind typenabhängig.
Zusammensetzung	Gemisch von Mono-, Di- und Triglyceriden, das durch Ver- oder Umesterung von Fettsäuren natürlichen Ursprungs mit Glycerol erhalten wird. Aus den Variationsmöglichkeiten der Fettsäuren einerseits, den unterschiedlichen Anteilen an Mono-, Di- und Triglyceriden andererseits sowie den unterschiedlichen Herstellungsarten ergeben sich unterschiedliche Hartfett-Typen, die sich durch Schmelztemperatur, Hydroxylzahl und Verseifungszahl unterscheiden.
Schmelzverhalten	Die Schmelztemperaturen verschiedener Hartfett-Typen liegen zwischen 29 °C und 45 °C, sie dürfen max. 2 °C vom herstellerseitig angegebenen Schmelzpunkt abweichen. Hartfett besitzt polymorphen Charakter (α: flüssigkristallin; β': orthorhombisch-metastabil und β: triklin-stabil), der aufgrund des relativ breiten Fettsäurespektrums und der Anwesenheit von Partialglyceriden jedoch wenig ausgeprägt ist und bei der praktischen Suppositorienherstellung nicht zu Komplikationen führt.
Eigenschaften	Weiße bis fast weiße, spröde, geruch- und geschmacklose Masse von wachsartiger Konsistenz; in geschmolzenem Zustand farblose bis leicht gelbliche Flüssigkeit
Inkompatibilitäten	Keine bekannt

Fortsetzung umseitig →

Toxikologie	Hartfett ist nicht toxisch und nicht reizend.
Hinweise	Bei der Suppositorienherstellung muss auf eine gleichmäßige Verteilung der Wirkstoffe und eine geringe Partikelgröße geachtet werden. Zum Schutz gegen Sedimentationsvorgänge während des Ausgießens kann ein Zusatz von hochdispersem Siliciumdioxid zweckmäßig sein | Um die als Kristallisationskeim wirkende, höher schmelzende, stabile β-Modifikation nicht zu entfernen, wird das Cremeschmelzverfahren empfohlen | Spätere Modifikationswechsel können zum Nachhärten der Suppositorien führen | Hartfett zeigt Volumenkontraktion, sodass auf Formentrennmittel verzichtet werden kann.

Kakaobutter

Suppositoriengrundlage

Synonyme	Cacao oleum, Kakaofett
Verwendung	Grundmasse für rektale und vaginale Arzneizubereitungen; Konsistenzgeber bei der Salben- bzw. Cremeherstellung
Löslichkeit	Sehr leicht löslich in Chloroform, Ether und Petrolether; wenig löslich in Ethanol 96 %; unlöslich in Wasser
Zusammensetzung	Kakaobutter ist das aus den Samenkernen (Kotyledonen) der Kakaobohne gewonnene Fett. Sie besteht zu 97 bis 99 % aus Triglyceriden. Die Fettsäurefraktion setzt sich aus je ca. 35 % Stearin- und Ölsäure, 26 % Palmitinsäure und 3 % Linolsäure zusammen.
Schmelzverhalten	Kakaobutter zeigt vier polymorphe Modifikationen: die instabile γ-Form (Schmp. 18 °C), die metastabile α-Form (Schmp. 22 °C), die β'-Form (Schmp. 31 °C) und die stabile β-Form (Schmp. 34,5 °C). Wird Kakaobutter zu stark erhitzt und rasch abgekühlt, entstehen zunächst in- bzw. metastabile Modifikationen, die sich erst allmählich in die stabile β-Form umwandeln.
Eigenschaften	Blassgelbliche, feste, bei Raumtemperatur spröde Tafeln oder Stücke mit angenehm kakaoartigem Geruch und mildem Geschmack; Kakaobutter schmilzt im Mund mit einem Kühleffekt
Inkompatibilitäten	Inkompatibilitäten mit Kakaobutter sind selten und spielen in der Praxis keine Rolle. Allerdings lassen zugesetzte Öle oder Glycerol den Schmelzpunkt stark sinken.
Toxikologie	Kakaobutter gilt als Lebensmittel und ist nicht toxisch und nicht reizend.

Fortsetzung umseitig →

Hinweise	Um bei der Verarbeitung die stabile β-Form zu erhalten, darf höchstens auf 33 °C erwärmt werden (Cremeschmelze); so bleiben Kristallkeime zurück, die die Masse wieder in der stabilen β-Modifikation erstarren lassen | Kakaobutter zeigt keine Volumenkontraktion. Deshalb sollten die Gießformen mit einem Formentrennmittel (z. B. Seifenspiritus oder einer Lösung von Siliconöl in Aceton bzw. Essigsäureethylester) behandelt werden | Als Suppositoriengrundlage ist Kakaobutter durch Hartfett heute weitgehend verdrängt.

Macrogole

Suppositoriengrundlage

Synonyme	Macrogola, Polyethylenoxide (PEO), Polyethylenglycole (PEG), Polyglycole, Carbowachse, Carbowaxe
Verwendung	Wasserlösliche Suppositoriengrundlage, Konsistenzgeber für halbfeste Zubereitungen, Stabilisatoren für Emulsionen
Zusammensetzung	Polymergemische der allgemeinen Formel $H{-}[OCH_2{-}CH_2]_n{-}OH$. Der Macrogoltyp wird durch eine Zahl definiert, die die mittlere relative Molekülmasse angibt.

Macrogoltyp	**Eigenschaften**	**Löslichkeit**	**Erstarrungspunkt**
300/400/600	Klare, farblose bis fast farblose, hygroskopische Flüssigkeit	Mischbar mit Wasser; sehr leicht löslich in Ethanol 96 %	
1 000	Weiße bis fast weiße, hygroskopische Substanz von wachs- oder paraffinartigem Aussehen	Sehr leicht löslich in Wasser und Ethanol 96 %	35–40 °C
1 500	Weiße bis fast weiße Substanz von wachs- oder paraffinartigem Aussehen (Pulver, Schuppen oder sprüherstarrte Kugeln)	Sehr leicht löslich in Wasser; leicht löslich in Ethanol 96 %	42–48 °C
3 000/3 350		Sehr leicht löslich in Wasser; sehr schwer löslich in Ethanol 96 %	50–57 °C
4 000/6 000/8 000		Sehr leicht löslich in Wasser; unlöslich in Ethanol 96 %	53–62 °C
20 000/35 000			≥ 57 °C

Fortsetzung umseitig →

Inkompatibilitäten	Acetylsalicylsäure, Acriflavin(-salze), Amoxicillin, Cresol, Ethacridin(-salze), Bacitracin, Chloramin T, Hydroxychinolin, Iod(-salze), Iodoform, Neomycinsulfat, Penicilline, Phenole, Phenylephrin, Procain, Pyrogallol, quartäre Ammoniumsalze, Resorcin, Salicylsäure, Schwermetall(-salze), Silbersalze/-verbindungen, Sublimat, Sulfonamidsalze, Tannin, Tetracyclin, Basisches Bismutgallat, Dithranol, Thymol
Toxikologie	Macrogole gelten als nicht toxisch und nicht reizend, wenngleich insbesondere für niedermolekulare Typen vereinzelt Hautreizungen beschrieben wurden.
Hinweise	Macrogole, die weit oberhalb der Körpertemperatur schmelzen, sollen sich im Darm lösen | Eine etwaige Nachhärtung lässt sich durch Weichmacher (Glycerol, Wollwachs) zwar verringern, dennoch bleibt die Auflösungszeit bei 37 °C hoch | Macrogolsalben müssen aufgrund ihrer hohen Hygroskopizität nicht konserviert werden, da sie der Bakterienwand das Wasser entziehen.

Quellen

Bauer K, Frömming K-H, Führer C. Lehrbuch der Pharmazeutischen Technologie. 9. Aufl., Wissenschaftliche Verlagsgesellschaft Stuttgart, 2012

Bracher F et al. Arzneibuch-Kommentar. 47. Aufl., Wissenschaftliche Verlagsgesellschaft Stuttgart, 2014

Bundesvereinigung Deutscher Apothekerverbände (ABDA) (Hrsg.). Deutscher Arzneimittel-Codex (DAC) inkl. Neues Rezeptur-Formularium (NRF). Govi-Verlag Pharmazeutischer Verlag GmbH, Eschborn 2012

Deutsches Arzneibuch 2012, Amtliche Ausgabe. Deutscher Apotheker Verlag, Stuttgart 2012

Europäisches Arzneibuch, Amtliche deutsche Ausgabe (einschl. aller Nachträge bis 7.8). Deutscher Apotheker Verlag, Stuttgart 2013

Garbe C, Reimann H. Dermatologische Rezepturen. 2. Aufl., Georg Thieme Verlag, Stuttgart 2005

Gesellschaft für Dermopharmazie. Leitlinien zur dermatologischen Rezeptur. http://www.gd-online.de/german/persoenlich/leitvorstand.htm

Hensel A, Cartellieri S, Kupfernagel A. Memopharm für die Kitteltasche. 3. Aufl., Deutscher Apotheker Verlag, Stuttgart 2008

Hunnius C, Ammon HPT. Hunnius Pharmazeutisches Wörterbuch. 10. Aufl., Walter de Gruyter, Berlin-New York 2010

Niedner R, Ziegenmeyer J. Dermatika. Wissenschaftliche Verlagsgesellschaft Stuttgart, 1992

Pharmazeutisches Laboratorium des NRF (Hrsg.). Tabellen für die Rezeptur. 7. Aufl., Govi-Verlag Pharmazeutischer Verlag GmbH, Eschborn 2013

Schmidt PC, Lang S. Pharmazeutische Hilfsstoffe. Govi-Verlag Pharmazeutischer Verlag GmbH, Eschborn 2013

Thoma K. Apothekenrezeptur und -defektur. 6. Akt.lfg. Deutscher Apotheker Verlag, Stuttgart 2013

Voigt R. Pharmazeutische Technologie: Für Studium und Beruf. 11. Aufl., Deutscher Apotheker Verlag, Stuttgart 2010

Ziegler A. Plausibilitäts-Check Rezeptur. 2. Aufl., Deutscher Apotheker Verlag, Stuttgart 2013

Anschrift des Autors
Dr. rer. nat. Andreas S. Ziegler
Flurstraße 2
90613 Großhabersdorf
hilfsstoffe@zience.de

Bibliografische Information der Deutschen Nationalbibliothek:
Die Deutsche Nationalbibliothek verzeichnet diese Publikation in der Deutschen Nationalbibliografie; detaillierte bibliografische Daten sind im Internet unter http://dnb.d-nb.de abrufbar.

1. Auflage 2015
ISBN 978-3-7692-6338-1

Birkenwaldstr. 44, 70191 Stuttgart
www.deutscher-apotheker-verlag.de
Printed in Germany

Satz: primustype Hurler GmbH, Notzingen
Umschlaggestaltung: deblik, Berlin
Umschlagabbildung: © info/fotolia.com
Druck und Verarbeitung: Print Consult, München